橡皮障隔离技术
规范化操作图谱

主　编　赵蕊妮　陈永进　王　疆

编　　委（以姓氏笔画为序）

马　敏　空军军医大学口腔医院

王　帆　杭州艾维口腔门诊

王　疆　空军军医大学口腔医院

王旭红　空军军医大学口腔医院

陈永进　空军军医大学口腔医院

赵蕊妮　南方医科大学深圳口腔医院

喻　刚　重庆协尔口腔

主编助理　王旭红

人民卫生出版社
·北　京·

图书在版编目（CIP）数据

口腔科橡皮障隔离技术规范化操作图谱/赵蕊妮，陈永进，王疆主编. —北京：人民卫生出版社，2021. 7（2024.1 重印）

ISBN 978-7-117-31190-8

Ⅰ.①口… Ⅱ.①赵…②陈…③王… Ⅲ.①口腔疾病-治疗-图谱 Ⅳ.①R780.5-64

中国版本图书馆 CIP 数据核字（2021）第 018590 号

| 人卫智网 | www.ipmph.com | 医学教育、学术、考试、健康，购书智慧智能综合服务平台 |
| 人卫官网 | www.pmph.com | 人卫官方资讯发布平台 |

口腔科橡皮障隔离技术规范化操作图谱
Kouqiangke Xiangpizhang Gelijishu
Guifanhuacaozuo Tupu

主　　编：赵蕊妮　陈永进　王　疆
出版发行：人民卫生出版社（中继线 010-59780011）
地　　址：北京市朝阳区潘家园南里 19 号
邮　　编：100021
E - mail：pmph @ pmph.com
购书热线：010-59787592　010-59787584　010-65264830
印　　刷：北京华联印刷有限公司
经　　销：新华书店
开　　本：710×1000　1/16　　印张：6
字　　数：118 千字
版　　次：2021 年 7 月第 1 版
印　　次：2024 年 1 月第 3 次印刷
标准书号：ISBN 978-7-117-31190-8
定　　价：68.00 元

副主任护师,南方医科大学深圳口腔医院(坪山)护理部主任,中华口腔医学会口腔急诊专业委员会委员,中华护理学会口腔护理专业委员会专家组成员,陕西省护理学会口腔护理专业委员会常委,陕西省口腔医学会口腔急诊专业委员会委员。

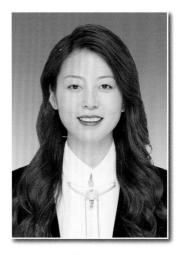

赵蕊妮

毕业于原第四军医大学,2003 年经第四军医大学选派赴日本留学,回国后创建一站式口腔综合诊疗护理团队,完成牙体、修复、颌面外科、急诊一体化整体诊疗护理团队的组建,自2004 年至 2019 年担任原第四军医大学口腔医院急诊与综合临床科护士长。2016 年受第四军医大学公派赴美国宾夕法尼亚大学牙科学院留学,系统学习了美国舒适化口腔诊疗护理与护理教学管理。先后在国内外刊物发表论文 35 篇,获实用新型专利 3 项,主持省部级课题 2 项,第一完成人获军队科技进步三等奖 1 项,主要完成人获中华口腔医学会科技奖一等奖 1 项、陕西省教学成果特等奖 1 项。主编主译《儿童牙科:舒适的口腔之旅》《新 PMTC——专业化口腔预防、保健与牙周辅助治疗技术》《口腔卫生士临床手册》等 5 部专著。荣立个人三等功,获得陕西省五四青年奖章标兵,陕西省护理之星等荣誉。

主编简介

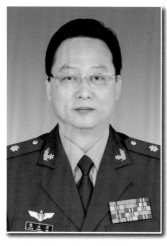

陈永进

空军军医大学第三附属医院(口腔医院)急诊与综合临床科教授、主任医师、博士研究生导师。

国际牙医师学院院士,国际牙外伤协会核心专家组成员,国务院学位委员会第八届学科评议组成员,中华口腔医学会理事会理事,口腔急诊专业委员会前任主任委员,全科口腔医学专业委员会副主任委员,颞下颌关节病及殆学专业委员会常委,《中华口腔医学杂志》和《口腔疾病防治》编委,中国西部口腔医学协作组副秘书长,陕西省口腔医学会副会长兼秘书长。近5年承担国家或省部级课题12项,主编和参编专著7部,发表学术论文131篇,其中SCI论文35篇,获得国家发明专利2项、实用新型专利9项。近年来先后获得全军院校育才奖金奖、陕西省高校教学名师奖、全国第三届"白求恩式好医生""桃李杯"伯乐奖等荣誉称号,以第一完成人获得中华口腔医学会科技奖一等奖、陕西省教学成果特等奖、军队科技进步奖二等奖各1项。在复杂牙病以及颞下颌关节紊乱病的综合诊治方面有丰富临床经验。在国内率先建立口腔医院急诊的急救流程,开展了口腔医师的椅旁急救培训,创建中华口腔医学会口腔急诊专业委员会。

主编简介

医学博士，空军军医大学口腔医学院急诊与综合临床科副主任医师、副教授。美国宾夕法尼亚大学访问学者。陕西省口腔医学会牙体牙髓病学专业委员会委员。参编参译《显微根管外科彩色图谱》《牙科临床规范化操作图谱》，《新PMTC——专业化口腔预防、保健与牙周辅助治疗技术》《口腔卫生士临床手册》《全牙列漂白》等多部著作。获三项国家发明专利。长期从事规范化口腔临床诊疗的教学工作，擅长显微根管治疗，显微根管外科手术，微创树脂美学修复技术。以第一作者或通讯作者发表论文12篇，主持、参与国家或省部级科研基金四项。曾获2012年第十六届中国国际口腔器材展览会暨学术研讨会牙髓病优秀病例奖，2013年第

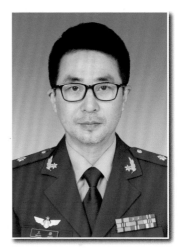

王　疆

十七届中国国际口腔器材展览会暨学术研讨会牙髓病病例大赛特等奖，2015年首届陕西省疑难根管大赛院校组二等奖，2016年首届丝绸之路口腔论坛根管治疗大赛院校组一等奖，2018年首届陕西省民营及全科病例大赛一等奖。2018年中华口腔医学会口腔急诊专委会第三次学术年会暨第二次病例展评一等奖。

序

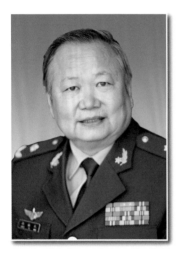

赵铱民教授

口腔科学是一门古老而又充满活力的学科。21世纪的口腔科医师们，依旧在从事着"镶、补、拔"的"古老"工作。但他们的理念、方法、工具已经发生了巨大的变化。在这个科技日新月异的时代，口腔科治疗的各项技术都在飞速发展。数字化美学修复、3D打印、牙髓再生、种植牙机器人等，口腔科学金字塔的塔尖高度在不断突破、拔高。但我们也不能忘记，构筑这座"金字塔"坚实基础的仍是大量的口腔科基础研究，基础治疗。我们需要不断开拓创新高精尖技术，更需要规范补好每一颗牙，备好每一个冠，让口腔科学的发展进步惠及每一位牙病患者，这才是每个口腔从业者都不应忘记的"初心"。

橡皮障隔离技术，自发明应用至今，已经有150多年的历史。而且，随着口腔科治疗技术的不断进步，这项"古老"的技术非但没有被淘汰，反而历久弥新，成为口腔科治疗中的经典技术。大量科学的临床实验研究已证实橡皮障在保护医患、感染控制、隔湿干燥、美学修复等方面，发挥着不可替代的作用。

由陈永进教授、赵蕊妮副主任护师与王疆副教授领衔主编的这本图谱，是一部关于橡皮障隔离技术的图文式专著。这本图谱在编著中参考大量国内外文献，围绕橡皮障隔离技术这个"小"技术，通过大量精美的照片和临床病例，系统介绍了橡皮障的起源、应用现状、橡皮障系统的组成、规范化使用方法、临床应用技巧等各方面的内容。内容详细、简单易懂、图文并茂，学习者可以通过这本图谱一步一步掌握规范化的橡皮障隔离操作技术以及操作技巧。

这本图谱的主要编写者都是长期从事口腔临床与教学工作的年轻人，他们有才华，有技术，更有热情。编写者中有多人在国外受过系统的临床训练，并在口腔临床教学的规范化方面做了大量工作，在橡皮障隔离技术的临床教学方面也积累了丰富的经验,这本图谱是他们的心血之作。橡皮障隔离技术虽然只是一项小技术,是无数口腔科临床操作技术中的普通一项,但口腔疾病治疗的成功正是由许许多多这样的小技术支撑。见微知著,聚沙成塔,把一个个这样的小技术做精做好,你就能成为一个优秀的口腔科医生!很高兴看到年轻人们在各自领域的不断努力,他们对专业的执着与热情推动着口腔医学这个学科不断进步。

中华口腔医学会　名誉会长
世界军事齿科学会　荣誉主席
国际颌面修复学学会　荣誉主席

前　言

　　随着口腔医学理论与技术的发展,现代口腔科治疗更加强调了治疗过程中的患者保护、感染控制以及治疗后的远期效果,对操作的精细化程度要求也越来越高。由于口腔科治疗往往需要在狭小的口腔内完成,在操作空间无法扩展的情况下,近年来包括显微镜、超声、激光、3D 打印技术等在内的大量先进技术都被用于提高口腔科治疗效果。

　　橡皮障隔离技术是口腔治疗中的一个辅助技术,自问世以来在临床上应用已经超过了 150 年。在欧美等口腔医学发达的国家,橡皮障隔离技术已经作为牙髓病及根尖周病治疗规范的一部分而被广泛使用。目前,美国牙髓病专科医生在治疗中已经将使用橡皮障作为常规,而全科口腔医生橡皮障的使用率也超过 50%。

　　近年来,我国口腔医学有了长足发展,在大量先进技术应用于临床的同时,口腔科治疗的规范化程度也逐步与国际接轨。在中华口腔医学会以及各级学会的不断努力下,自 2005 年以来,我国口腔医学领域已制定、颁布了 43 个标准、规范与指南,指导与规范着广大口腔医疗工作者的临床工作。在我国发布的根管治疗以及复合树脂修复的临床技术指南中,也明确推荐在治疗中使用橡皮障隔离技术。由此可见,橡皮障隔离技术已经成为口腔临床治疗规范化操作的重要保障和体现,并作为口腔临床医师必须掌握的基本技术,成为口腔执业医师操作考核的内容。

　　在此次新型冠状病毒肺炎疫情中,口腔科治疗中产生的气溶胶污染受到了高度重视。尤其是对于通过呼吸道传播的疾病,使用高速涡轮机治疗时产生的气溶胶可能会导致大面积的病原体传播。因此,口腔医务工作者在临床治疗中的防护也受到了前所未有的关注。橡皮障隔离技术不仅能有效隔离患牙,保护患者,还能够在患者呼吸道及医生之间产生一道有效的屏障,降低医患间疾病传染的可能性,达到保护医患双方的目的。

　　在口腔医师严重不足的情况下,每个医师都是我们宝贵的财富,橡皮障隔离技术,就是牙病患者的"保护伞",口腔医师的"防护服"。保护好医生,才能更好地救治患者。

　　向所有奋战在抗疫一线的"逆行者"致敬!

陈永进　赵蕊妮　王疆

2021 年 1 月

目　录

第一章

橡皮障隔离技术起源及应用现状

橡皮障隔离技术,是将有弹性的橡胶材质或非橡胶材质的橡皮障布打孔后隔离治疗区域内的牙齿,并结合其他的感染控制措施,确保隔离区域达到治疗所需的清洁环境,以保障口腔科治疗效果的一种技术。它是口腔科治疗中的基本技术之一,在感染控制、保护医患、提高治疗效率、提升治疗效果等方面有重要的作用。

第一节 橡皮障隔离技术的起源

橡皮障隔离技术最初是由美国牙医 Sanford Christic Barnum 在 1864 年提出,并应用于口腔科临床治疗中。他将橡皮障布套在需要治疗的牙齿上,起到术区隔离的作用。由于缺少固定装置,最初的橡皮障布固定很困难。但很快,在 1882 年,SS White 医生发明了类似我们今天使用的打孔器。同年,Delous Palmer 医生发明了适用于不同牙位的橡皮障夹,使得橡皮障的使用变得更加方便。最初的橡皮障源自一种为了防止用来补牙的金箔落入患者口中的隔离系统。经过一百多年的发展变化,如今的橡皮障隔离技术已经形成了非常成熟的技术体系。目的也从最初单纯的隔离,到如今发挥着感染控制、隔湿干燥、保护患者软硬组织、防止小器械误吞等多种作用。

橡皮障隔离技术自问世以来,就受到口腔医学界及广大口腔科医生的推崇,而将这项技术无私地分享给世人的 Barnum 医生也因此获得了当时美国和欧洲的牙科大奖。

第二节 橡皮障隔离技术的应用现状

橡皮障隔离技术的作用在口腔科领域已经得到普遍认可,尤其是在牙体、牙髓、根尖周病治疗领域。美国牙髓病学专业委员会(AAE)在其临床治疗指南中建议:在进行非手术的牙髓病治疗时,使用橡皮障隔离技术隔离患牙是治疗规范(standard of care),是所有非手术牙髓治疗必需且不可或缺(integral and essential)的步骤。更有学者认为,当需要根管治疗的患牙无法应用橡皮障隔离技术时,有两个选择,一是通过各种方法使橡皮障隔离能够实施,二是拔除患牙。

在我国,橡皮障隔离技术的应用也已被写入口腔科治疗指南当中。2015年出版的《口腔医学行业标准规范及指南》中明确提出:"树脂修复时,需要对术野进行有效的隔离。推荐使用橡皮障隔离技术……";"橡皮障术野隔离技术是口腔科治疗中术野隔离的有效手段,有助于手术过程中的感染控制,推荐在根管治疗中全程使用"。可以说橡皮障隔离技术已是口腔科治疗规范化的一个重要标志。

但目前,橡皮障隔离技术的普及和应用程度都还远远不够。

在美国,有47%~60%的口腔全科医生在根管治疗中会使用橡皮障。在印度,有50.5%的牙髓病专科医生在治疗中始终使用橡皮障,而仅有23%的全科医生会在所有根管治疗中使用橡皮障。在沙特阿拉伯,仅有21%的全科医生在根管治疗时使用橡皮障,而有84.8%的牙髓病专科医生在根管治疗时使用橡皮障。在尼日利亚南部、伊朗、捷克等地的相关报道中,橡皮障的使用率均不足20%,甚至低于10%。

橡皮障隔离技术在国内的应用情况报道较少,在我国天津市的一项涉及300名包括全科医生及牙髓病专科医生的调查中,有63.3%的牙医曾使用过橡皮障,但仅有0.4%的全科医生以及3.1%的牙髓病专科医生在龋齿治疗和根管治疗中常规使用橡皮障隔离技术。中国台湾的报道显示,在医保系统内医生行根管治疗时,橡皮障的使用率为16.5%,其中公立医院为32.8%,高于私人诊所的10.3%。

总体而言,口腔医学教育发展较好的国家,橡皮障隔离技术的应用更为普遍,而牙髓病专科医生比全科医生使用橡皮障更多。

作为一项在各种口腔科操作规范中强烈推荐,甚至强制要求使用的技术,在我国口腔临床的应用情况非常不理想。这与我国相对滞后的口腔科教育以及长期以来形成的传统治疗观念息息相关。但近年来,在中华口腔医学会及各级分会、各大口腔医学院的不断努力下,口腔科规范化治疗的理念已被越来越多的口腔科从业人员接受,并付诸于临床实践当中。而显微口腔科、美学修复等口腔科尖端领域的快速发展,也使橡皮障隔离技术在我国越来越受到广大口腔科从业人员的重视,应用日益广泛。

第二章

橡皮障隔离技术的临床应用意义及应用领域

第一节　橡皮障隔离技术的临床应用意义

为什么要使用橡皮障，这是每个将要使用或正在使用或从未使用过橡皮障的口腔科医生都需要了解的问题。在临床工作中，一些医生，甚至是一些已经有多年临床工作经历的高年资医生，讨论到这个问题时，常会有这样的疑问："我们补牙，做根管治疗这么多年，从来没有用过橡皮障，不也一样没出什么问题吗？""橡皮障上起来很麻烦，浪费时间""那个夹子夹住牙齿，患者非常不舒服，不会愿意使用的……"。那么，为什么要使用橡皮障？

橡皮障隔离技术，在口腔科临床治疗中的作用，主要体现在以下几个方面：

一、感染控制

龋病，牙髓病以及根尖周病的本质都是细菌感染性疾病，其治疗过程就是感染控制的过程。在治疗牙髓及根尖周病时，我们通过各种方式（去净龋坏、根管机械预备、根管化学预备、各种药物消毒、严密充填根管等）清除已有的感染组织，而口腔内有大量细菌存在，如果在清除已有感染组织的同时人为造成了新的细菌感染，或将原有的单一细菌感染，变成了复杂的多种细菌感染，那么，我们治疗的意义何在呢？早在上世纪六十年代，日本学者 Kakehashi 的经典研究证实，在没有细菌污染的环境中，即便是髓腔破坏，牙髓暴露，也不会发生牙髓及根尖周组织的炎症；而一旦牙髓暴露在细菌污染的环境中，就必然会发生牙髓及根尖周组织的感染。因此，为避免口内治疗时的细菌污染，需要隔离出一个清洁的环境实施治疗，尽量减少人为造成牙髓及根尖周组织感染的概率。当然，许多医生有丰富的治疗经验，通过熟练的操作，也能很好地完成根管治疗，获得良好的治疗效果。这是因为牙髓病的治疗是一个非常复杂的过程，治疗的各个步骤都可能对治疗的最终效果产生影响；而且，对于复杂的根管系统，细菌感染后，很难做到对细菌的彻底清除，可能只需要将细菌的数量降低到一定水平，机体自身的免疫系统就可以发挥作用，清除感染，修复组织，达到治愈疾病的效果。但是，这并不能成为医生降低治疗过程中感染控制要求的借口,因为医生不应将治愈疾病的希望寄托于患者自身的免疫力上,也不应在治疗过程中增加患者发生医源性感染的概率。因此,作为口腔治疗中最基础的感染控制方法,橡皮障隔离技术应作为牙髓及根尖周病治疗规范的一部分。

二、保护医患

这里的保护有两方面的意义:①对患者的保护;②对操作者(医生)的保护。

1. 对于患者而言,口腔科治疗当中可能发生许多意外损伤。

(1) 高转速切削工具、尖锐器械的损伤:在治疗过程中稍有不慎,高速手机、慢速手机、冲洗针、探针等就会对患牙周围的软组织(唇颊黏膜、口底、舌)以及邻牙造成损伤,给患者带来额外的痛苦。

(2) 化学制剂、医疗废液的损伤:口腔科治疗中产生的废液、血液以及各种刺激性药物(如次氯酸钠)的使用,如不加以控制,轻则给患者带来不良的治疗体验,重则灼伤口腔黏膜,增加患者痛苦。

(3) 小物体的误吞误咽:口腔科治疗当中使用的小器械(如根管锉),较小的修复体(牙冠,嵌体),牙体组织残片,拆除的不良修复体在治疗过程中意外脱落,可能会被患者误吞至食道,甚至误吸至气管(图 2-1-1,图 2-1-2),严重时需要手术取出。

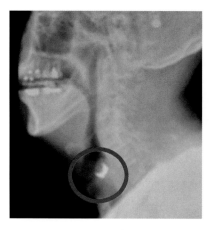

图 2-1-1　牙冠掉落至咽部

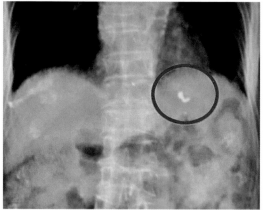

图 2-1-2　牙冠掉落至消化系统

橡皮障隔离技术,可以最大限度降低这些事件发生的可能性,保护患者。

2. 对医生、护士/助手而言,橡皮障也能起到保护的作用:

(1) 橡皮障可以形成对医护的第一层防护:口腔科治疗时,医生护士距离患者的口腔较近,很容易被带有患者口腔和消化道内的细菌、病毒、血液、分泌物等的气溶胶侵袭,危害医护的健康。使用橡皮障隔离技术后,形成了对医护的第一层防护,利于保护医护的健康和安全。

（2）橡皮障通过保护患者来保护医生：对于医生护士来说,保护患者的安全,降低医疗中的潜在风险,就是对自己最大的保护。不慎脱落的一根锉,或是一个牙冠,都可能造成医疗纠纷,甚至毁掉一个医生的职业生涯。而橡皮障隔离技术,则可以将这种潜在的风险降到最低。

三、方便操作

1. 固定医患体位　口腔科治疗时,橡皮障隔离与吸引器相互配合,能最大限度减少患者体位的变化,特别是减少部分中老年患者及病残患者反复起身带来的不便,甚至身体伤害。避免因患者反复起身吐水漱口造成的治疗中断及术区污染,有利于保证治疗的连贯性,提高治疗效率。

2. 隔开软组织　口腔科治疗是非常精细的治疗,而橡皮障隔离技术可以撑开软组织,隔离硬组织,当使用厚型橡皮障布时,甚至有一定的压排牙龈,更好地暴露牙体组织的作用,为精细治疗创造出一个干燥、清洁,没有干扰的操作环境。

3. 形成颜色对比　橡皮障布可以形成一个单一颜色的干净背景,凸显出要治疗的部位,排除干扰,利于医生注意力的集中。不同的橡皮障布颜色还可以增强患牙与周围环境的色彩对比,利于精细的修复操作。蓝色和绿色的橡皮障布还有缓解医生视觉疲劳的作用。

4. 降低操作区域的相对湿度　橡皮障隔离技术能将隔离区域内的相对湿度降低到接近体外环境的水平,有利于获得高质量的粘接修复效果。有研究显示,在接近口腔外环境(25℃,50%相对湿度)下进行的树脂粘接修复,其粘接力显著高于口腔内环境下(37℃,100%相对湿度)进行的粘接修复。而与棉卷隔湿相比,橡皮障隔离技术的使用,能有效降低操作区域内的相对湿度。

5. 防止口镜起雾　口镜是口腔科治疗中的基本工具,在口腔科精细操作中,如显微镜下的治疗,保持口镜的清洁不起雾是提高操作效率的重要保证。橡皮障的隔离作用能有效防止口镜起雾,保证医师的视野清晰,提高治疗效率。

第二节　橡皮障隔离技术在临床中的应用领域

一、橡皮障隔离技术对牙髓治疗效果的影响

橡皮障隔离技术在牙髓及根尖周病治疗中发挥着比其他任何领域都重要的作用。在治疗未被细菌侵及的牙髓及根尖周组织时,要避免治疗过程中的细菌感染,而在治疗细菌污染的牙体、牙髓及根尖周组织时,要在清除原有细菌的同时避免治疗过程导致的新的细菌感染。目前,避免牙髓相关治疗中细菌污染最可靠的方法就是橡皮障隔离技术。

　　由于学术界对于牙髓及根尖周病相关治疗中是否使用橡皮障隔离技术不存在任何争议,同时也出于伦理学的考虑,关于使用橡皮障隔离技术是否会提高牙髓病相关治疗成功率的研究较少。2014 年中国台湾的一项研究显示,在初次实施根管治疗术时,使用橡皮障隔离技术治疗的患牙,其治疗后存留率为 90.3%,未使用橡皮障隔离技术治疗的患牙,存留率为 88.8%,提示橡皮障隔离技术的使用能提高根管治疗患牙的存留率。2013 年的一项关于根管治疗后桩核修复的研究也显示,在进行桩核修复时使用橡皮障隔离技术能显著提高治疗的成功率。

二、橡皮障隔离技术对牙体缺损直接修复效果的影响

　　使用牙色材料的修复治疗,相对于使用其他牙体修复材料(银汞材料、玻璃离子水门汀),对操作环境的要求更高。但在临床研究中,橡皮障隔离技术的优点,并未能完全体现在树脂修复体使用寿命的提升上。2014 年的一篇综述显示,与棉卷隔湿相比,橡皮障的使用并不能显著提升树脂修复体的使用寿命,而2016 年的一篇综述显示,相较于棉卷隔离,尽管并不显著,但橡皮障隔离技术可能有助于延长树脂充填体的使用寿命。影响树脂修复体使用寿命的因素很多,单纯的橡皮障隔离技术可能对修复体的成功率影响有限,但橡皮障隔离技术能推开颊、舌等软组织,隔离出干燥、清洁的操作区域,防止唾液、血液、龈沟液对术区的污染,防止小器械、刺激性的药液进入患者口腔,并形成视觉上的颜色对比,在有效保护患者、保证粘接所需的干燥环境的同时,还能方便医生的操作,提高治疗的效率,仍然是临床进行牙色材料直接修复的重要保障。

三、橡皮障隔离技术对于牙体缺损间接修复效果的影响

　　随着粘接技术的快速发展以及保存理念的深入人心,包括嵌体、高嵌体、贴面等更能保存患者牙体组织的间接修复方式在临床应用越来越广泛。传统的全冠修复,大多数时候需要将修复体边缘置于龈下,而嵌体、高嵌体、贴面等修复方式在大多数情况下可以将修复体边缘置于龈上,这就为橡皮障隔离技术的应用创造了条件。而使用牙色材料的嵌体、贴面(包括局部贴面)等对于粘接的高要求决定了其对术区隔离的高需求,橡皮障隔离技术无疑是满足这种需求的最佳选择。目前尚未见关于橡皮障隔离技术对嵌体或贴面成功率影响的相关研究报道,但与牙体缺损的树脂直接修复一样,涉及牙体组织、修复体/修复材料粘接的临床操作,一个相对干燥、清洁、没有唇颊组织干扰的操作环境是非常重要的,这也是橡皮障隔离技术的优势所在。此外,体积较小的嵌体、贴面在临床操作中落入患者食道甚至气道的情况在国内外均有报道,而橡皮障隔离技术则可以彻底杜绝这一风险。

四、橡皮障隔离技术用于其他治疗

有个案报道将橡皮障隔离技术应用于根尖外科手术,用于手术中根尖倒充填时的隔离,获得了满意的隔离效果。

此外,橡皮障隔离技术在儿童口腔、老年口腔治疗领域、正畸托槽粘接、牙齿美白治疗中,均有应用报道。

可以说涉及龈上牙体硬组织的口腔治疗,都可以使用橡皮障隔离技术。而当病变组织位于龈下时,也可通过牙龈切除、翻瓣、冠延长等方式,使病变的牙体组织暴露于龈上,创造出能够使用橡皮障隔离技术的条件。

第三章

橡皮障系统的组成

传统的橡皮障系统主要由打孔器、橡皮障夹钳、橡皮障夹、橡皮障布、橡皮障定位模板、橡皮障支架、楔线等部分组成。

第一节 橡皮障系统基本构件的使用方法及注意事项

一、橡皮障打孔器

1. 橡皮障打孔器的作用 橡皮障打孔器主要用于对橡皮障布上标示的目标牙位置进行打孔(图 3-1-1)。

2. 橡皮障打孔器的结构组成 橡皮障打孔器主要由打孔盘、打孔小锤、轴节、握持柄几部分组成(图 3-1-2)。橡皮障打孔器分为单孔打孔器(图 3-1-3)和多孔打孔器(图 3-1-4)两种。单孔打孔器上只有一孔;多孔打孔器工作端转盘上有多个孔,孔径由 0.5~2.5mm 不等。操作时应根据目标牙的形态、大小选择不同大小的孔径(图 3-1-5),临床上多孔打孔器的应用较为广泛。

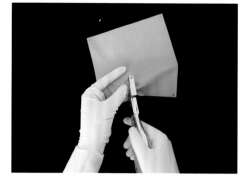

图 3-1-1 打孔

3. 橡皮障打孔器的使用

(1) 橡皮障打孔器操作时,应根据目标牙的大小选择合适的孔径(图 3-1-6),左手三指撑平橡皮障布(图 3-1-7),右手握持橡皮障打孔器的握持柄,果断向下用力的同时左手向上提拉橡皮障布(图 3-1-8)。打孔完成后检查打孔质量,孔的边缘应光滑、无毛边、无裂痕(图 3-1-9)。

(2) 使用橡皮障打孔器时应注意:

①打孔小锤应始终置于转盘孔的正上方(图 3-1-10)。

②打孔要定位准确、力度适中,一次完成打孔。

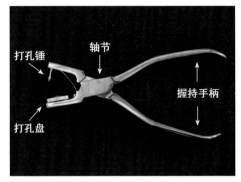

图 3-1-2　打孔器的结构

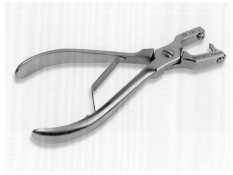

图 3-1-3　单孔打孔器

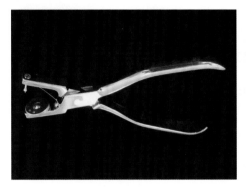

图 3-1-4　多孔打孔器

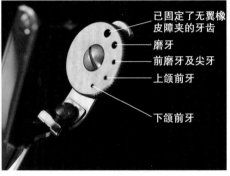

图 3-1-5　不同孔径所对应的牙位

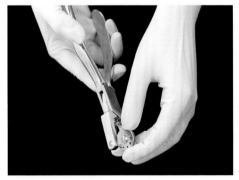

图 3-1-6　选择合适孔径

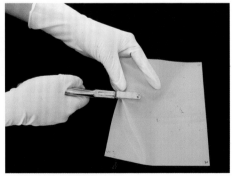

图 3-1-7　撑平橡皮障布

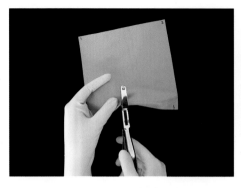

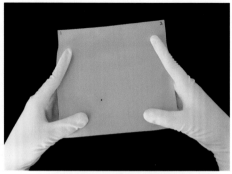

图 3-1-8 打孔 图 3-1-9 检查打孔质量

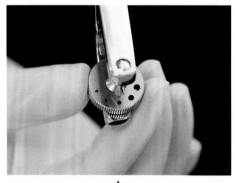

A

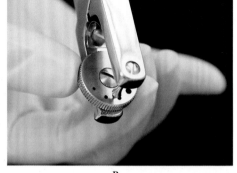

B

图 3-1-10 打孔小锤与孔盘的位置
A. 正确 B. 错误

③确保孔的边缘整齐无毛边、无裂痕。

④避免使用锐器清洁转盘孔内的橡皮障布碎屑,防止划伤孔盘(图 3-1-11)。

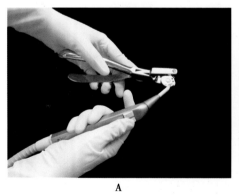

A

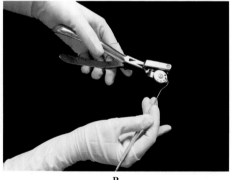

B

图 3-1-11 清理孔盘
A. 正确 B. 错误

二、橡皮障夹钳

1. 橡皮障夹钳的作用　橡皮障夹钳主要用于安放、调整、去除橡皮障夹(图3-1-12)。

2. 橡皮障夹钳的结构组成　橡皮障夹钳(图3-1-13)主要由钳端、锁扣、握持柄(图3-1-14)组成。

3. 橡皮障夹钳的使用

(1) 使用时将橡皮障夹钳钳端的突起放入橡皮障夹的中心孔内并撑开橡皮障夹,滑动锁扣,固定夹钳(图3-1-15)。橡皮障夹钳的不同握持方法见图3-1-16,图3-1-17。

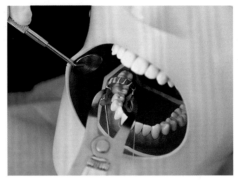

图 3-1-12　安放、调整橡皮障夹

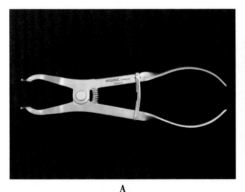

A

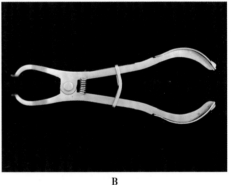

B

图 3-1-13　不同形态的橡皮障夹钳

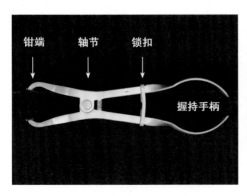

钳端　轴节　锁扣

握持手柄

图 3-1-14　橡皮障夹钳的构造

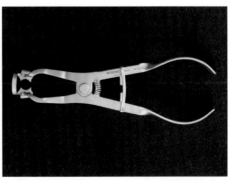

图 3-1-15　橡皮障夹钳夹持固定橡皮障夹

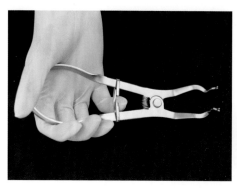
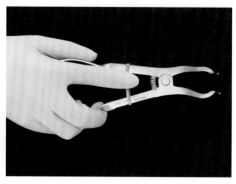

图 3-1-16　反手位（多用于上颌牙）　　　　图 3-1-17　正手位（多用于下颌牙）

（2）橡皮障夹钳的不同握持方法。

（3）使用橡皮障夹钳应注意：

①操作前、后均需检查橡皮障夹钳钳端是否完整、有无变形。

②操作中橡皮障夹钳钳端的突起须稳固夹持于橡皮障夹的中心孔内，避免橡皮障夹滑落、脱出。

③橡皮障夹就位前，须确认锁扣锁死，防止橡皮障夹崩脱。

④使用完毕后应及时清洗、干燥、灭菌。

三、橡皮障夹

1. 橡皮障夹的作用　橡皮障夹主要作用是夹持于牙齿颈部缩窄处，固定橡皮障布（图 3-1-18）。

2. 橡皮障夹的结构组成　大多数橡皮障夹由弓部、喙部、翼和中心孔组成；无翼橡皮障夹由弓部、喙部组成（图 3-1-19）。应用于前牙的双弓蝴蝶夹结构稍特殊，弓部位于夹喙两侧（图 3-1-20）。

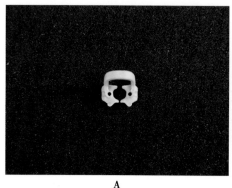
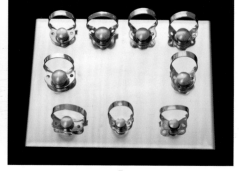

A　　　　　　　　　　　　　　　　B

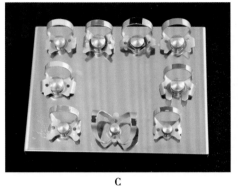

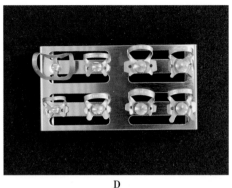

C　　　　　　　　　　　　　　D

图 3-1-18　不同型号的橡皮障夹

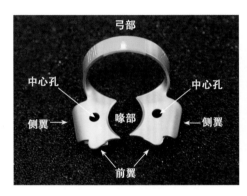

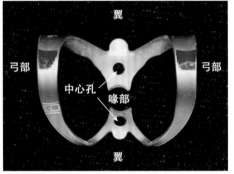

图 3-1-19　橡皮障夹结构　　　　　图 3-1-20　双弓蝴蝶夹结构

3. 橡皮障夹的分类　橡皮障夹多为金属制品,也有非金属材质的橡皮障夹。

(1) 按适用部位分为:前牙夹、前磨牙夹、磨牙夹(图 3-1-21)。

(2) 按是否带翼分为:有翼型和无翼型(图 3-1-22,图 3-1-23)。

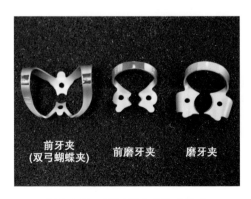

图 3-1-21　不同牙位的橡皮障夹

(3) 按橡皮障夹喙的方向分为:水平喙橡皮障夹、非水平喙橡皮障夹(图 3-1-24,图 3-1-25)。

(4) 按喙上是否带齿分为:锯齿喙橡皮障夹、光滑喙橡皮障夹(图 3-1-26)。

(5) 特殊形态的橡皮障夹:此外,还有一种特殊形态的橡皮障夹,可根据临床需要选用(图 3-1-27)。

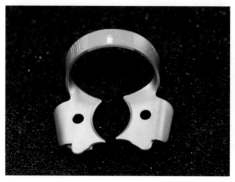

图 3-1-22   有翼橡皮障夹

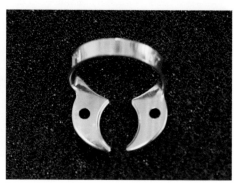

图 3-1-23   无翼橡皮障夹

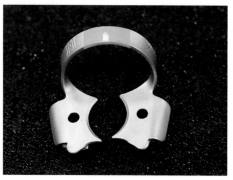

图 3-1-24   水平喙橡皮障夹

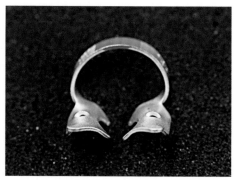

图 3-1-25   非水平喙橡皮障夹（喙向根方倾斜）

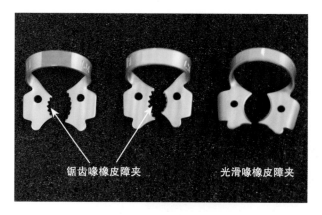

锯齿喙橡皮障夹   光滑喙橡皮障夹

图 3-1-26   不同形态喙橡皮障夹

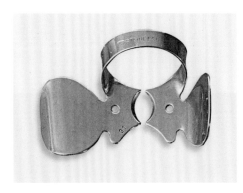

图 3-1-27　带颊舌挡的橡皮障夹

4. 橡皮障夹的使用

（1）使用时用橡皮障夹钳撑开橡皮障夹并夹持固定于牙齿颈部，配合橡皮障布隔离患牙。

（2）临床上使用橡皮障夹时应注意：

①参照橡皮障夹使用说明书或根据牙齿的大小、形态选择合适的橡皮障夹。

②橡皮障夹钳在撑开橡皮障夹时，不要过分用力，以夹喙能顺利越过牙齿颊舌侧高点即可，防止用力过大导致橡皮障夹断裂，造成危险。

③需隔离的患牙有烤瓷或全瓷修复体时，避免使用金属夹喙直接夹在修复体颈缘，易造成修复体崩瓷。可使用其他固位方式如楔线、牙线固位，或使用非金属材质的橡皮障夹，也可将橡皮障夹夹在邻牙上。必须单独隔离烤瓷冠修复的患牙时，需先和患者沟通，取得充分的知情同意后，再进行隔离。

④在牙髓病治疗中更多倾向于选择带翼橡皮障夹，侧翼可以撑开更宽的颊舌向空间，方便操作。在牙体牙髓治疗中，金属橡皮障夹的使用可能会阻射 X 线，影响读片，可使用 X 线透射的非金属橡皮障夹。

四、橡皮障布

1. 橡皮障布的作用　橡皮障布是薄片状富有弹性的乳胶或非乳胶制品，是橡皮障系统中发挥隔离作用的主要构件。

2. 橡皮障布的分类

（1）根据橡皮障布材质不同分为：乳胶和非乳胶两种（图 3-1-28，图 3-1-29）。非乳胶材质的橡皮障布主要用于对乳胶制品过敏的患者。

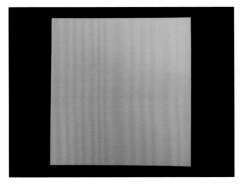

图 3-1-28　乳胶橡皮障布

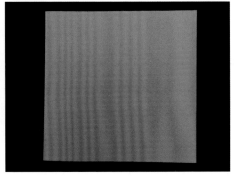

图 3-1-29　非乳胶橡皮障布

（2）根据橡皮障布大小不同分为：

6 英寸×6 英寸（152mm×152mm）：用于成人恒牙（图 3-1-30）。

5 英寸×5 英寸（127mm×127mm）：儿童乳牙颌及恒前牙（图 3-1-31）。

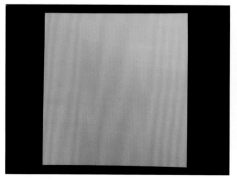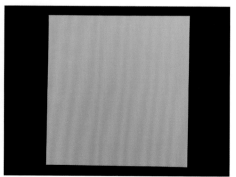

图 3-1-30　6 英寸×6 英寸　　　　　　图 3-1-31　5 英寸×5 英寸

Kerr OptiDam 3D 橡皮障布（图 3-1-32）。

（3）根据橡皮障布厚度不同，分为以下五类规格：

薄型：0.12 ~ 0.17mm；中型：0.17 ~ 0.22mm；厚型：0.22 ~ 0.27mm；超厚型 0.27 ~ 0.33mm；特厚型：0.33 ~ 0.38mm。

（4）临床上常用橡皮障布的颜色主要有绿、蓝、紫、粉等（图 3-1-33）。深色橡皮障可以增加牙齿与背景的对比度，利于治疗时对牙体形态的把控；浅色橡皮障可减轻治疗时的视觉疲劳；半透明的橡皮障布有利于拍摄 X 线片时胶片的放置。

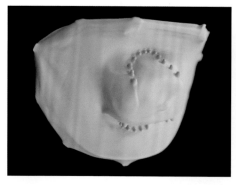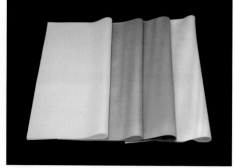

图 3-1-32　Kerr OptiDam 3D 橡皮障布　　　图 3-1-33　不同颜色、厚度的橡皮障布

3. 橡皮障布的使用

（1）橡皮障布在操作时可进行分区标识（图 3-1-34），便于在临床操作中迅速将橡皮障布展开到正确位置。安放橡皮障布时，常规将橡皮障的暗面或有滑

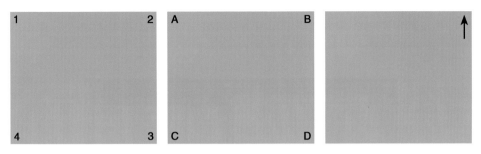

图 3-1-34　橡皮障布标识方法

石粉面朝向术者,以减少反光。

（2）橡皮障布使用的注意事项:

①橡皮障布越薄,越容易放置及穿过邻间隙,但是薄的橡皮障布对软组织控制效果有限,强度比较弱,容易破裂;橡皮障布越厚,弹力越大,在牙颈部的封闭性就越好,但如果遇到邻间隙较紧的情况,则不易就位。

②橡皮障布的保存要求:天然乳胶橡皮障布是一种容易老化、对保存时间和条件要求都很高的产品。很多可变的因素(特别是温度)都会影响到这种材料。橡皮障布保存对温度的要求:在低于 26℃(或 80℉)的温度条件下,于阴凉、干燥处保存;在冰箱里冷藏保存可以延长橡皮障布寿命,在同样的室温条件下保存时,非乳胶橡皮障布具有更长的保质期。

五、橡皮障定位模板

1. 橡皮障定位模板的作用　橡皮障定位模板也叫打孔模板,用于在橡皮障布上标记牙位(图 3-1-35)。

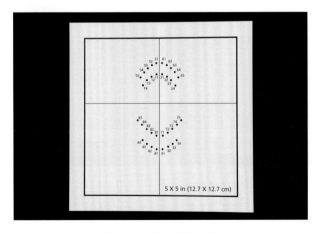

图 3-1-35　橡皮障定位模板

2. 橡皮障定位模板的分类

橡皮障定位模板分为空心定位模板和实心定位模板,根据大小也分为 6 英寸×6 英寸和 5 英寸×5 英寸(图 3-1-36)。

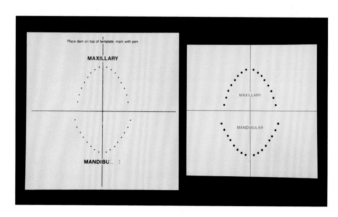

图 3-1-36　不同大小的实心、空心定位模板

3. 橡皮障定位模板的使用

(1) 在临床使用中主要根据橡皮障布的厚度、透光度选择合适的定位模板。一般薄、中、厚型乳胶橡皮障布选择实心定位模板,使用时将橡皮障布放在橡皮障定位模板的上面,标记点可透出来(图 3-1-37);超厚型、特厚型乳胶橡皮障布和非乳胶橡皮障布选择空心定位模板,使用时将橡皮障布放在橡皮障定位模板的下面,通过定位模板上的空心孔标记模板下面的橡皮障布(图 3-1-38)。

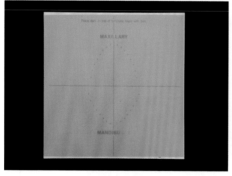

图 3-1-37　实心定位模板的使用

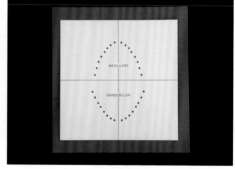

图 3-1-38　空心定位模板的使用

(2) 标记时将定位模板上的十字中心与橡皮障布中心对齐,上颌牙约在橡皮障布上缘以下 2.5cm,由正中按牙位向下向外略成弧形,下颌牙约在橡皮

障布下缘以上5cm,由正中按牙位向上向外略成弧形。根据治疗的牙位,标记打孔。

（3）打孔数目应按治疗牙位、治疗需要决定。建议单颗患牙的治疗标记一个孔位;两颗患牙或涉及邻面的治疗需标记2～3个孔位;两颗以上患牙标记孔位的数量比治疗牙的总数多1～2个孔。

六、橡皮障支架

1. 橡皮障支架的作用　橡皮障支架用于撑开并固定橡皮障布（图3-1-39）。

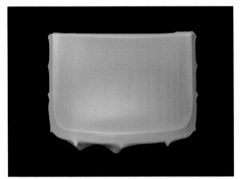
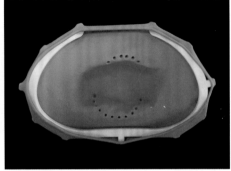

图 3-1-39　橡皮障支架的使用

2. 橡皮障支架的分类

（1）橡皮障支架按材质分为非金属支架和金属支架两种（图3-1-40,图3-1-41）。

（2）橡皮障支架按形态分为U形、可折叠型和环形等（图3-1-42,图3-1-43）。

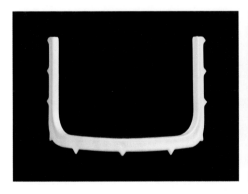
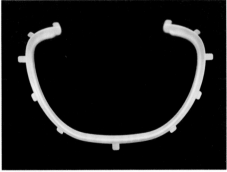

图 3-1-40　非金属橡皮障支架

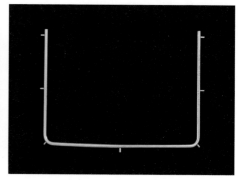

图 3-1-41　金属橡皮障支架

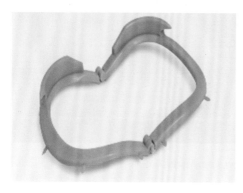

图 3-1-42　可折叠型橡皮障支架

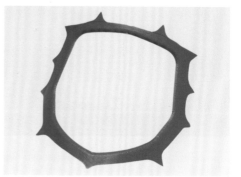

图 3-1-43　环形橡皮障支架

3. 橡皮障支架的使用

（1）在临床操作中,用橡皮障支架将橡皮障布在口外撑开,利用支架边框上的突起拉伸并固定橡皮障布。使用 U 形支架时,开口向上,橡皮障布上缘和框架边缘基本对齐。

（2）使用橡皮障支架时应注意:

①金属材质的橡皮障支架在拍摄 X 线片时可能会阻射 X 射线,影响 X 线片的拍摄,可使用 X 射线透射的非金属材质支架。

②在进行牙髓治疗时可使用可折叠橡皮障支架,方便放置 X 线片(图 3-1-44)。

③在治疗时,可在橡皮障支架下方垫多层小纱布块或面巾纸,防

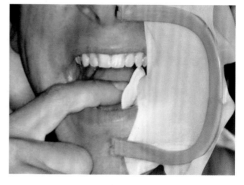

图 3-1-44　可折叠橡皮障支架下放置 X 线胶片

止治疗时间较长,支架压迫患者面部造成不适或形成瘀斑。

第二节　橡皮障系统其他构件的使用方法及注意事项

一、牙线

1. 牙线的作用　牙线在橡皮障隔离技术中主要起辅助橡皮障就位以及辅助固位的作用。(图 3-2-1)。

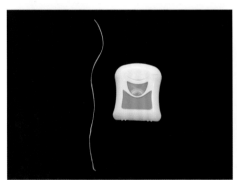
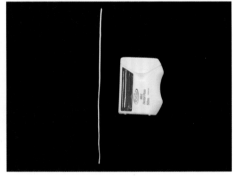

图 3-2-1　牙线

2. 牙线的分类　临床上常使用的牙线包括无蜡牙线、含蜡牙线和膨胀牙线等(图 3-2-2,图 3-2-3)。

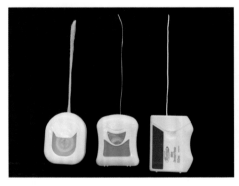
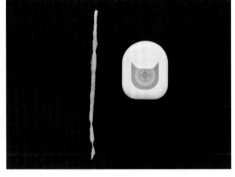

图 3-2-2　常用牙线　　　　　　图 3-2-3　膨胀牙线

3. 牙线的使用

(1) 在橡皮障隔离技术中牙线主要用于:

①检查牙齿邻接松紧度(图 3-2-4)。在安装橡皮障之前,需用牙线来测试牙

齿邻接,根据邻接松紧,选择合适厚度的橡皮障布。

②辅助牙齿邻间隙的橡皮障布就位(图 3-2-5)。橡皮障布就位后,应从颊侧抽出牙线,不能将牙线再次通过邻接点取出。

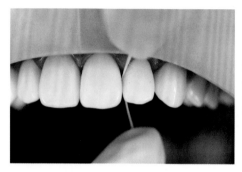

图 3-2-4　检查邻接松紧

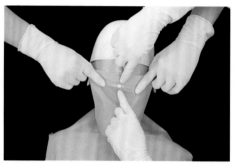

图 3-2-5　辅助橡皮障布就位

③用于牙齿颈部结扎固定(图 3-2-6)。

④清除牙间隙残留物(图 3-2-7)。

(2) 牙线的结扎方法(图 3-2-8,图 3-2-9)。

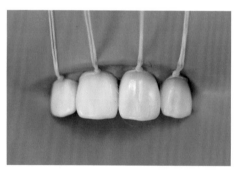

图 3-2-6　牙线结扎固定

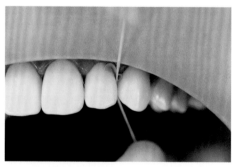

图 3-2-7　清洁牙齿邻间隙

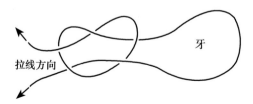

图 3-2-8　单线结扎法

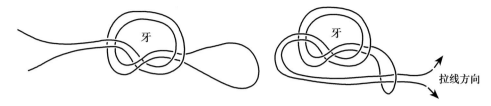

图 3-2-9　双线结扎法

二、楔线

楔线直径较牙线更粗,弹性更好,压入邻间隙后,能提供更强的辅助固位力。但对于邻间隙较紧的患牙,就位较为困难。

1. 楔线的作用　楔线在橡皮障隔离技术中起到辅助固位的作用,固位力强于牙线(图 3-2-10)。

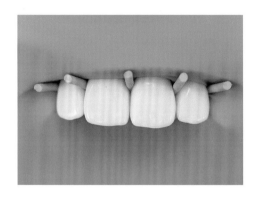

图 3-2-10　楔线固定橡皮障布

2. 楔线的分类　楔线根据直径的不同分为:粗(橙色)、细(黄色)、超细(蓝色),在临床操作中应根据牙齿邻间隙大小选择合适型号的楔线(图 3-2-11)。

3. 楔线的使用　临床中楔线可以单独使用(见图 3-2-10),也可以和橡皮障夹联合使用(图 3-2-12)。

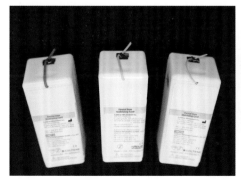

图 3-2-11　橡皮障楔线

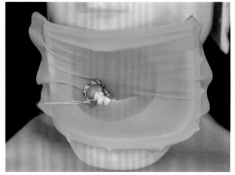

图 3-2-12　楔线和橡皮障夹联合使用

三、橡皮障封闭剂

1. 橡皮障封闭剂的作用 橡皮障封闭剂主要用来封闭橡皮障布未完全封闭的缝隙(图3-2-13,图3-2-14)。

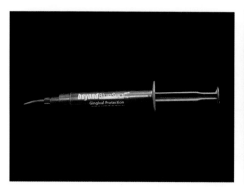 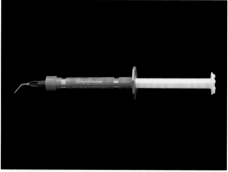

图 3-2-13 橡皮障封闭剂

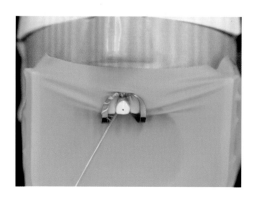

图 3-2-14 封闭牙齿周围缝隙

2. 橡皮障封闭剂的使用

(1) 在操作中将封闭剂注射至牙颈部,利用其未固化前的流动性,封闭牙齿与橡皮障布间未完全贴合的缝隙,光照固化,防止渗漏发生(图3-2-15)。

(2) 橡皮障封闭剂的替代产品。专用的成品橡皮障封闭剂操作简单,但成本较高。临床操作中使用丁香油水门汀暂封材料、流体树脂、硅橡胶流体印模材料等替代材料封闭缝隙也可达到较好封闭作用(图3-2-16,图3-2-17,图3-2-18)。

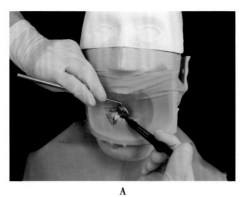
A

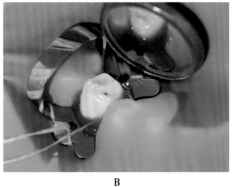
B

图 3-2-15　封闭目标牙周围缝隙

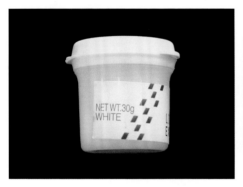

图 3-2-16　暂封材料

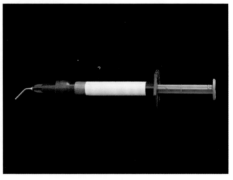

图 3-2-17　流体树脂

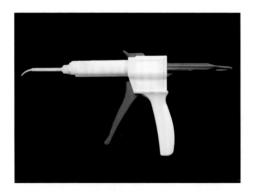

图 3-2-18　硅橡胶流体印模材料

四、润滑剂

1. 润滑剂的作用

（1）用于保持患者口唇润滑，防止口角拉伤。

（2）润滑牙齿及橡皮障布，方便橡皮障布通过邻间隙。

2. 润滑剂的使用

（1）涂抹于患者唇部及口角（图3-2-19）。

（2）用棉签涂布于橡皮障布朝向组织面的孔周围，建议使用水溶性的润滑剂，便于术后清洁（图3-2-20）。

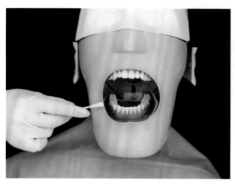 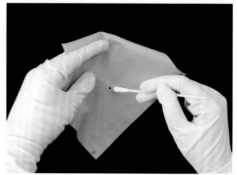

图 3-2-19   口唇涂润滑剂   图 3-2-20   橡皮障布涂润滑剂

五、开口器

1. 开口器的作用   开口器的作用主要用于辅助患者保持张口状态，在治疗下颌牙时，能帮助保持下颌的稳定。

2. 开口器的分类   开口器有大、中、小型号（图3-2-21），临床应用中根据患者口腔具体情况选择合适的型号。

3. 开口器的使用

（1）使用前需评估患者颞下颌关节功能。

（2）使用时，选择大小合适的开口器，将其放在口内目标牙对侧（目标牙在2、3区，开口器则放在1、4区后牙处）（图3-2-22）。

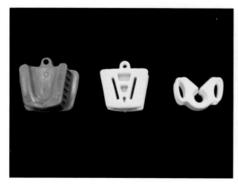 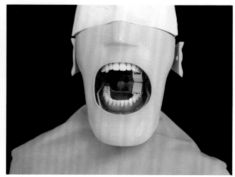

图 3-2-21   不同型号开口器   图 3-2-22   开口器的应用

第四章

橡皮障隔离技术术前评估及指导

橡皮障隔离术操作前,须对患者的全身状况、口腔情况进行评估。并对患者进行术前指导,取得患者配合。

第一节　橡皮障隔离技术术前评估

一、评估患者全身情况

橡皮障隔离技术术前的患者全身状况评估通常不需单独进行。医生在开始治疗前均需了解患者的全身健康情况,询问病史及药物过敏史。除了常规需要询问的病史及过敏史外,还需特别询问患者以下情况:

1. 是否有乳胶制品、滑石粉过敏史。

2. 是否有严重的鼻部疾患,鼻腔通气不佳。

3. 是否有严重的咽炎,无法耐受长时间开口治疗。

对于有乳胶制品及滑石粉过敏史的患者,可选用非乳胶材质、无粉的橡皮障布。有严重鼻部疾患的患者,应在鼻部疾病治疗完成后再行口腔科治疗。必须要即刻治疗的患者,可酌情在橡皮障布上打透气孔,以保证患者呼吸通畅,或采取其他隔离措施。患有严重咽炎的患者,应建议其在咽炎治疗好转后再行口腔科治疗。必须要即刻治疗的患者,应先缓解患者的急性症状,待咽炎治疗好转后再行进一步治疗。严重哮喘、过敏、年老体弱、颞下颌关节异常、张口度过小(尤其是治疗牙在后牙区)或有严重口腔科恐惧症的患者应慎重进行操作,如需进行橡皮障隔离操作,应做好充分的术前准备和患者沟通指导。

二、评估患者口腔情况

1. 牙齿及牙列情况

(1) 检查隔离区域内的牙列是否完整、有无牙齿缺失、有无牙列拥挤、排列异常、有无错位牙、畸形牙、松动牙。

(2) 检查目标牙有无龋坏、缺损,是否倾斜,有无松动,是否有修复体。

(3) 检查目标牙是否有适合橡皮障夹固定的倒凹,是否有可能划破橡皮障布的锐利边缘。

　　临床操作时,应根据患者口内牙齿及牙列的具体情况,选择合适的隔离技术,确保隔离效果。

　　2. 牙周情况　健康的牙周组织是绝大多数口腔科治疗的前提,也是橡皮障隔离操作的必要前提。在实施橡皮障隔离技术前,应确保患者已完成牙周治疗,牙龈健康,牙齿稳固。

第二节　橡皮障隔离技术术前指导

　　1. 心理指导　针对不同年龄、性别的患者应给予适当的心理辅导及人文关怀,对患者提出的问题给予耐心、细致、专业的解答,减轻患者心理负担,取得患者的理解与配合(图 4-2-1)。

　　2. 医患配合指导　向患者交代操作中配合的注意事项,如操作中牙齿会有紧或胀的感觉是正常的,无须紧张;若有疼痛的感觉举左手或出声示意,医生会及时查看进行调整,直至患者无疼痛的感觉(图 4-2-2)。

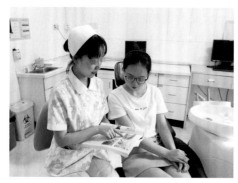

图 4-2-1　术前宣教

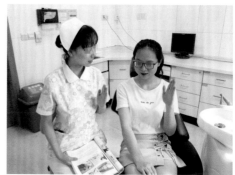

图 4-2-2　术前配合指导

第五章

橡皮障隔离技术术前准备

第一节 橡皮障系统的消毒与储存

橡皮障系统物品的消毒与储存应遵循国家的相关法规实施。中华人民共和国国家卫生和计划生育委员会于 2016 年 12 月 27 日发布、2017 年 6 月 1 日实施的中华人民共和国卫生行业标准 WS 506—2016《口腔器械消毒灭菌技术操作规范》中对口腔器械的消毒与储存进行了明确规定。

1. 根据口腔器械危险程度将口腔器械分为：高度危险口腔器械、中度危险口腔器械、低度危险口腔器械三类。

（1）高度危险口腔器械：穿透软组织、接触骨、进入或接触血液或其他无菌组织的口腔器械。

（2）中度危险口腔器械：与完整黏膜相接触，而不进入人体无菌组织、器官和血液，也不接触破损皮肤、破损黏膜的口腔器械。

（3）低度危险口腔器械：不接触患者口腔或间接接触患者口腔，参与口腔诊疗服务，虽有微生物污染，但在一般情况下无害，只有受到一定量的病原微生物污染时才造成危害的口腔器械。

2.《口腔器械消毒灭菌技术操作规范》附录 B（规范性附录）口腔器械危险程度分类与消毒、灭菌、储存要求：

危险程度	口腔器械分类	消毒、灭菌水平	储存要求
高度危险	拔牙器械：拔牙钳、牙挺、牙龈分离器、牙齿分离器、凿等	灭菌	无菌保存
	牙周器械：牙洁治器、刮治器、牙周探针、超声工作尖		
	根管器具：根管扩大器、各类根管锉、各类根管扩孔钻、根管充填器等		
	手术器械：包括种植牙、牙周手术、牙槽外科手术用器械、种植牙用和拔牙用口腔科手机等		
	其他器械：口腔科车针、排龈器、刮匙、挖匙、电刀头等		

续表

危险程度	口腔器械分类	消毒、灭菌水平	储存要求
中度危险	检查器械:口镜、镊子、器械盘等	灭菌或高水平消毒	清洁保存
	正畸用器械:正畸钳、带环推子、取带环钳子、金冠剪等		
	修复用器械:去冠器、拆冠钳、印模托盘、垂直距离测量尺等		
	各类充填器:银汞合金输送器		
	其他器械:口腔科手机、卡局式注射器、研光器、吸唾器、用于唇、舌、颊的牵引器、三用枪头、成型器、开口器、金属反光板、拉钩、挂钩、口内X线片夹持器、橡皮障夹、橡皮障夹钳等		
低度危险	调刀:模型雕刻刀、钢调刀、蜡刀等	中、低度水平消毒	清洁保存
	其他器械:橡皮调拌碗、橡皮障架、打孔器、牙锤、聚醚枪、卡尺、抛光布轮、技工钳等		

（1）橡皮障夹在操作中可能会接触破损的牙龈及黏膜,因此,应该按照高度危险口腔器械进行灭菌并无菌保存(图5-1-1,图5-1-2)。

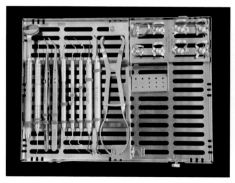

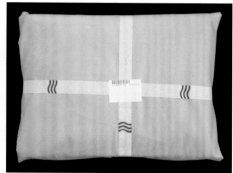

图5-1-1　橡皮障夹、钳器械盒放置　　　　图5-1-2　无纺布包装、灭菌

（2）橡皮障夹钳接触患者黏膜为中度危险器械或高度危险器械,使用后进行高水平消毒或灭菌,推荐进行高压蒸汽灭菌并清洁保存(图5-1-3)。

（3）橡皮障打孔器、橡皮障支架不接触患者口腔或间接接触患者口腔为低度危险器械,使用后进行中低度水平消毒,推荐使用酒精纱布或消毒巾擦拭后清洁保存(图5-1-4)。

（4）橡皮障布属一次性使用物品,包装开封后清洁保存,做到一人一用一

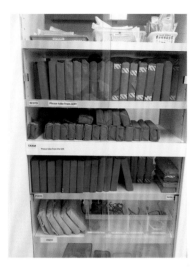

图 5-1-3　灭菌后的橡皮障夹、钳器械包无菌储存

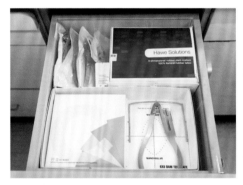

图 5-1-4　橡皮障打孔器、支架中低
度水平消毒,清洁储存

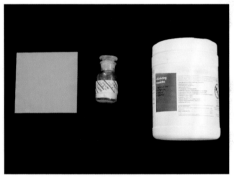

图 5-1-5　75%酒精纱布、消毒巾

更换。如遇试夹时牙龈有破损,操作前可用 75%酒精纱布或消毒巾对橡皮障布进行擦拭消毒(图 5-1-5)。

第二节　物品准备

1. 基础物品准备:口腔检查器械、医用棉条、75%酒精棉球、牙线、医用小毛刷、染色剂等物品(图 5-2-1)。

2. 橡皮障系统物品准备:打孔器、橡皮障夹钳、橡皮障夹、橡皮障布、橡皮障支架、打孔定位模板、楔线等物品(图 5-2-2)。

3. 辅助物品准备:水门汀充填器、眼科剪、冲洗针、冲洗液、橡皮障封闭剂、光固化灯、开口器、强吸、弱吸、润滑剂等物品(图 5-2-3)。

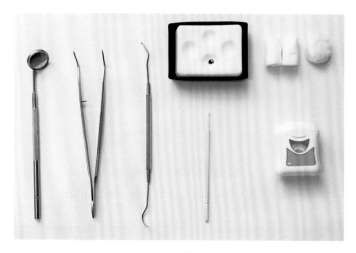

图 5-2-1　基础物品

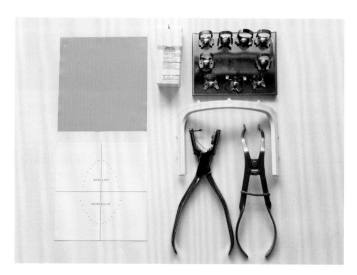

图 5-2-2　橡皮障系统物品

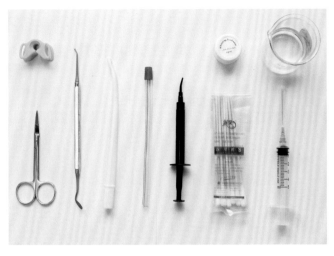

图 5-2-3 辅助物品

第三节 患者准备

1. 根据目标牙位置,调整椅位,协助患者取舒适体位,缓解紧张情绪(图 5-3-1)。

2. 协助女性患者用纸巾擦除口红(图 5-3-2),协助患者漱口,清洁口腔(图 5-3-3)。

3. 根据患者的需求,为患者垫上枕垫、腰垫(图 5-3-4),冬季可为患者盖上薄被御寒,夏季可为穿短裙的患者盖上薄毯保护隐私(图 5-3-5)。

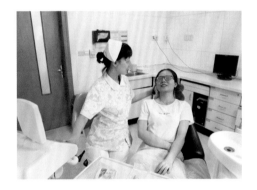

图 5-3-1 调节椅位

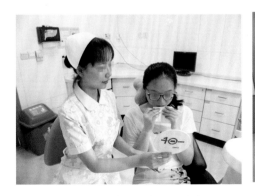

图 5-3-2 协助患者整理妆容

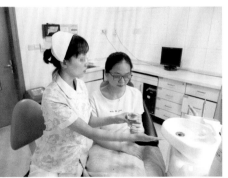

图 5-3-3 协助漱口

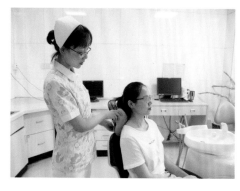

图 5-3-4　垫枕垫

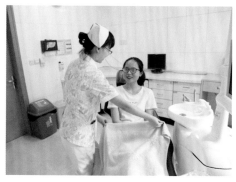

图 5-3-5　盖薄毯

第四节　术者准备

1. 与患者进行沟通,减轻患者思想压力,获得患者认可,取得患者配合。

2. 洗手、戴口罩、戴手套、戴护目镜做好标准预防(图 5-4-1),并将牙椅调整至患者舒适且便于医师操作的位置。

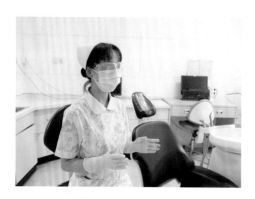

图 5-4-1　术前标准预防

3. 操作前根据治疗需要及患者对疼痛的敏感度和耐受能力准备麻醉药品。

第六章

橡皮障隔离技术的临床操作方法

在口腔临床治疗中,橡皮障隔离技术有四种基本方法:翼法、橡皮障布优先法、橡皮障夹优先法以及弓技术。治疗时,应根据患者口腔及患牙的具体情况,选择合适的方法隔离患牙。

第一节 翼 法

一、概述

1. 定义 翼法是指在放置橡皮障时,使用带翼的橡皮障夹,撑开橡皮障布上打好的孔之后,用橡皮障夹钳将橡皮障夹与障布同时安放在目标牙上的方法。

2. 适应证 该方法适用于绝大多数单颗牙及多颗牙的隔离。

3. 非适应证 无法使用带翼橡皮障夹的病例。

4. 优点 操作简单、快捷,橡皮障布与橡皮障夹同时就位。

5. 缺点 在橡皮障夹就位时,橡皮障布可能会遮挡视线,造成橡皮障夹就位不准,易损伤牙龈。

二、操作流程

1. 操作前准备

(1) 术前沟通:操作前,术者应与患者进行充分的沟通(参见第四章第二节)

(2) 物品准备:做好操作前物品准备(参见第五章第二节)

(3) 操作前评估:做好患者全身状况及口内情况的评估(参见第四章第一节)

2. 操作方法

（1）标记目标牙：用75%酒精棉球清洁所需隔离的牙齿（图6-1-1，图6-1-2），并标记目标牙（可用亚甲基兰或甲紫等染色剂）（图6-1-3，图6-1-4），防止夹错牙位。

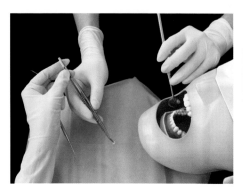

图 6-1-1　传递酒精棉球

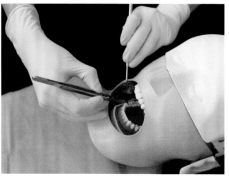

图 6-1-2　清洁目标牙

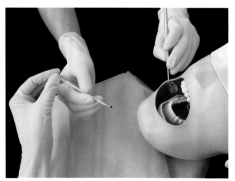

图 6-1-3　传递染色微刷

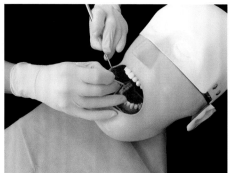

图 6-1-4　标记目标牙

（2）选夹、试夹：评估目标牙齿的大小、形态，选择合适的橡皮障夹。试夹（图6-1-5，图6-1-6），操作者用双手食指检查橡皮障夹就位后的稳固性（图6-1-7，图6-1-8），橡皮障夹要至少以四点接触的方式卡抱在目标牙牙颈部，就位后橡皮障夹要稳固不翘动。

（3）试夹合适、去掉橡皮障夹，消毒橡皮障夹喙部（图6-1-9，图6-1-10）。

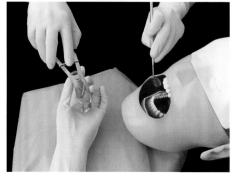

图 6-1-5　传递橡皮障夹

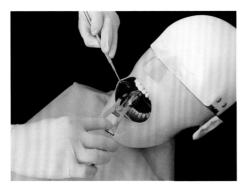
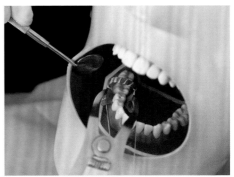

图 6-1-6 试橡皮障夹

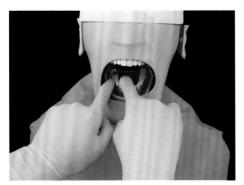

图 6-1-7 食指检查稳固性

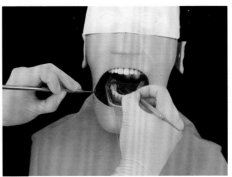

图 6-1-8 充填器检查稳固性

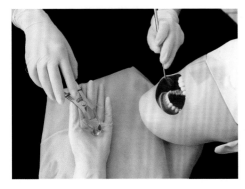

图 6-1-9 试夹合适、去除橡皮障夹

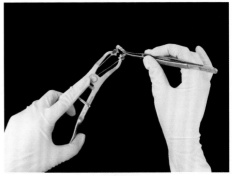

图 6-1-10 消毒橡皮障夹喙部

（4）标记橡皮障布：使用定位模板对橡皮障布进行分区标示（图 6-1-11），标记目标牙位置（图 6-1-12）。

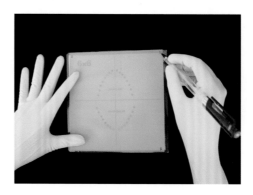

图 6-1-11 橡皮障布分区标示

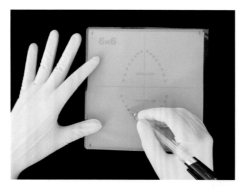
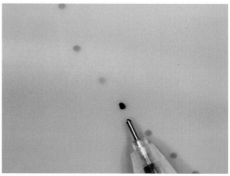

图 6-1-12 标示目标牙

（5）打孔：根据牙齿的形态、大小选择合适的孔，并在标示点处打孔（图 6-1-13），检查打孔质量，所打的孔边缘需光滑、无毛边（图 6-1-14）。

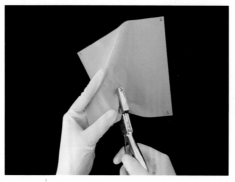
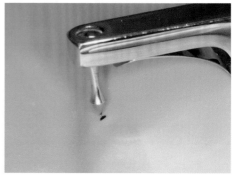

图 6-1-13 标示点打孔

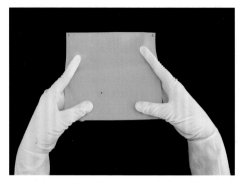

图 6-1-14　检查打孔质量

（6）安装橡皮障夹：用橡皮障夹的侧翼撑开打好的孔（图 6-1-15），使橡皮障夹夹身、前翼及弓部都位于橡皮障布正面上方（图 6-1-16），仅有侧翼位于障布下方（图 6-1-17）。

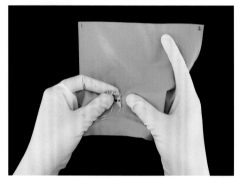
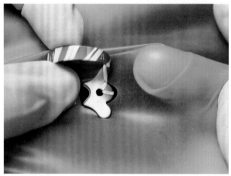

图 6-1-15　侧翼撑孔

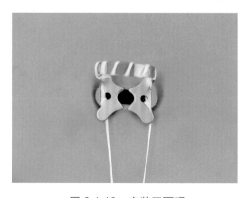
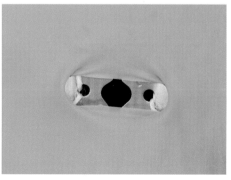

图 6-1-16　安装正面观　　　　　　　图 6-1-17　安装反面观

　　安装橡皮障夹时注意橡皮障夹的方向要与牙弓走向相协调,以保证橡皮障就位后,障布不会歪斜。橡皮障夹的弓部朝向牙列远中,隔离上颌牙时,橡皮障夹弓部朝下;隔离下颌牙时,橡皮障夹弓部朝上(图6-1-18,图6-1-19)。

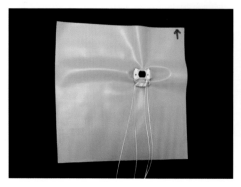

图6-1-18　上颌牙弓部朝下

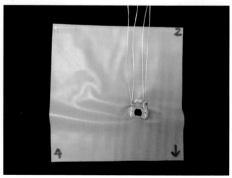

图6-1-19　下颌牙弓部朝上

　　(7)橡皮障夹就位:用橡皮障夹钳撑开橡皮障夹(图6-1-20)至合适大小后(图6-1-21),将橡皮障夹安放于目标牙牙颈部缩窄处(图6-1-22),松开橡皮障夹钳,用双手食指或充填器压在侧翼上,交替用力,检查橡皮障夹是否稳固(图6-1-23)。

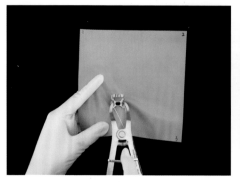

图6-1-20　橡皮障夹钳撑开橡皮障夹

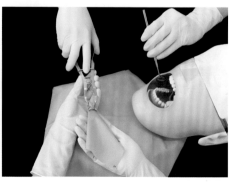

图6-1-21　传递橡皮障夹钳和橡皮障布

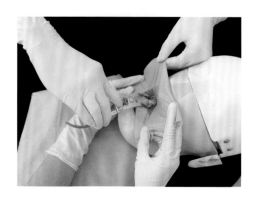

图6-1-22　安装橡皮障夹至目标牙

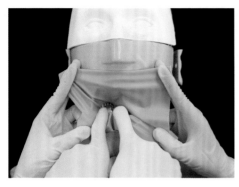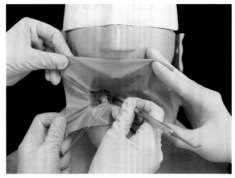

图 6-1-23　确定橡皮障夹稳固性

（8）调整橡皮障布：用食指或充填器，将两侧翼上的橡皮障布拨至侧翼下方（图 6-1-24），使橡皮障布紧密包裹牙齿颈部，检查橡皮障夹体部的中心孔，确认橡皮障布完全置于橡皮障夹之下（图 6-1-25）。

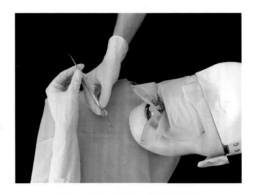

图 6-1-24　传递水门汀充填器

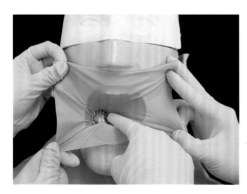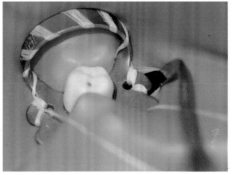

图 6-1-25　拨橡皮障布于侧翼下方

（9）橡皮障布邻面就位：使用牙线（图 6-1-26），将橡皮障布压入目标牙近远中邻间隙内，使障布完全隔离目标牙的邻面（图 6-1-27）。

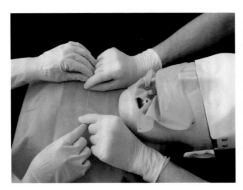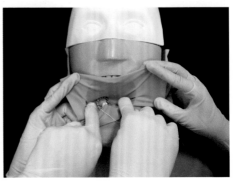

图 6-1-26   传递牙线   图 6-1-27   协助橡皮障布邻面就位

（10）安装橡皮障支架：用橡皮障支架撑开橡皮障布（图 6-1-28，图 6-1-29），利用支架外侧的突起固定橡皮障布（图 6-1-30）。橡皮障上缘勿遮盖患者鼻腔，避免影响呼吸引起患者不适。

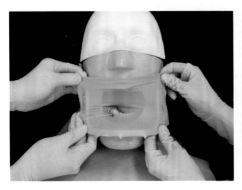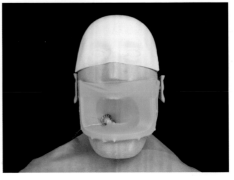

图 6-1-28   安装橡皮障支架   图 6-1-29   普通支架固定方式

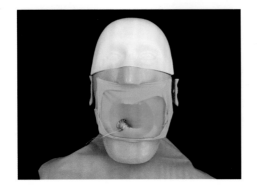

图 6-1-30   信封状橡皮障布固定方式

　　（11）检查封闭性:检查橡皮障的封闭性有多种方法,最常用的是水测法。将水(约2~3mL)滴在被隔离的目标牙周围,浸没牙齿颈部(时间约15秒)(图6-1-31,图6-1-32),观察橡皮障布上的液体量有无减少或询问患者是否感觉有液体渗入口腔,若液体量无减少或患者没有感觉到液体渗入口腔,则说明橡皮障封闭性良好,然后将液

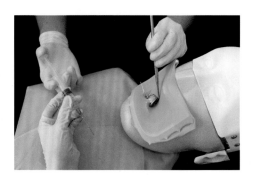

图 6-1-31　传递冲洗空针

体吸除(图6-1-33)。如果患者感觉有液体渗入口腔或直视下液面降低,则说明橡皮障封闭不严密,需要检查原因,进行补救,必要时重新安放橡皮障或使用封闭剂。

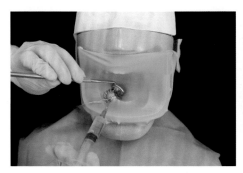

图 6-1-32　水测法检查橡皮障封闭性

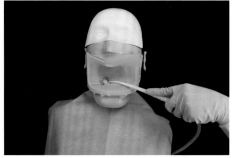

图 6-1-33　吸除多余液体

　　（12）目标牙橡皮障周围渗漏处理:检查目标牙周围是否存在缝隙(图6-1-34)。

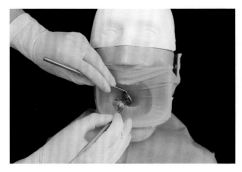

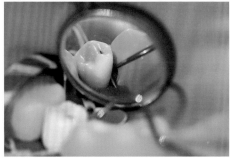

图 6-1-34　检查目标牙周围缝隙

将封闭材料注入橡皮障周围的缝隙处(图 6-1-35,图 6-1-36),光固化灯充分固化(图 6-1-37,图 6-1-38),达到封闭效果。

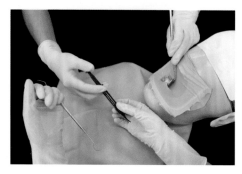

图 6-1-35　传递封闭剂

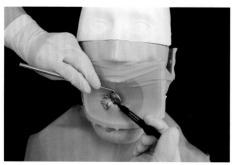

图 6-1-36　注射封闭剂

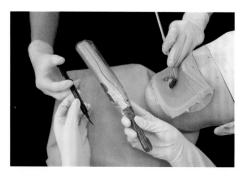

图 6-1-37　传递光固化灯

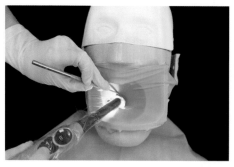

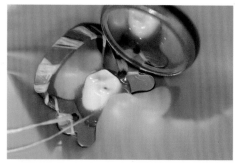

图 6-1-38　光固化封闭剂

　　(13) 消毒患牙:橡皮障安装成功后(图 6-1-39),用 75% 酒精棉球或 2% 的碘酊棉球对隔离区域及目标牙进行消毒(图 6-1-40),准备开始治疗。消毒目标

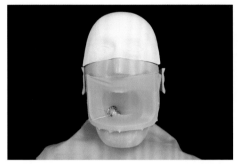

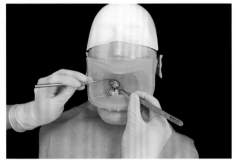

图 6-1-39　橡皮障安装完成　　　　　　图 6-1-40　消毒隔离区及目标牙

牙时应注意：因碘酊易引起着色，需根据治疗项目进行选择，例如在进行树脂美学修复、牙齿美白等治疗时不建议使用含碘类消毒剂进行消毒，避免影响治疗效果。

3. 操作术后拆除橡皮障方法及注意事项（参见第八章）

4. 操作术后物品整理及消毒灭菌（参见第九章）

第二节　橡皮障布优先法

一、概述

1. 定义　橡皮障布优先法是指先将打好孔的橡皮障布套在目标牙牙颈部，之后再将橡皮障夹安放在目标牙上的方法。

2. 适应证　该方法适用于绝大多数单颗牙及前牙多颗牙的隔离。

3. 非适应证　邻接过紧、橡皮障布无法顺利通过的病例。

4. 优点　安全性好，减少了翼法无法看清牙龈导致橡皮障夹损伤牙龈的情况，也避免了橡皮障夹滑脱或断裂，落入患者食道或气道的风险。

5. 缺点　邻接较紧的牙，尤其是后牙，橡皮障布就位较困难。在橡皮障夹就位时可能造成橡皮障布破损。

二、操作流程

1. 操作前准备

（1）术前沟通：操作前术者应与患者进行充分沟通（参见第四章第二节）。

（2）物品准备：做好操作前物品准备（参见第五章第二节）。

（3）操作前评估：做好患者全身状况及口内情况的评估（参见第四章第一节）。

2. 操作方法

（1）标记目标牙：参见翼法二、2.（1）。

（2）选夹、试夹：参见翼法二、2.（2）。

（3）试夹合适、去掉橡皮障夹，消毒橡皮障夹喙部：参见翼法二、2.（3）。

（4）标记橡皮障布：参见翼法二、2.（4）。

（5）打孔：参见翼法二、2.（5）。

（6）橡皮障布就位：双手拇指与食指撑开橡皮障布上的孔，套在目标牙上，将橡皮障布压至目标牙牙颈部（图 6-2-1），用牙线协助橡皮障布通过邻面接触点（图 6-2-2，图 6-2-3）。

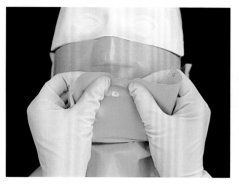

图 6-2-1　橡皮障布套入目标牙

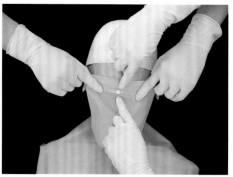

图 6-2-2　牙线协助橡皮障布就位

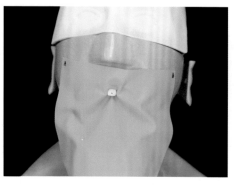

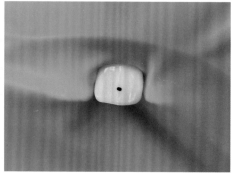

图 6-2-3　橡皮障布就位

（7）橡皮障夹就位：用橡皮障夹钳撑开橡皮障夹（图 6-2-4）至合适大小（图 6-2-5）。

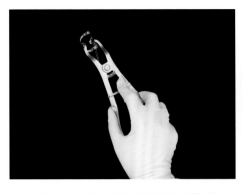

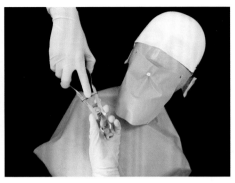

图 6-2-4 橡皮障夹钳撑开橡皮障夹   图 6-2-5 传递橡皮障夹钳

　　将橡皮障夹安放于目标牙牙颈部缩窄处（图 6-2-6），松开橡皮障夹钳，用双手食指按压蝴蝶夹两侧弓部，交替用力，检查橡皮障夹是否稳固（图 6-2-7）。

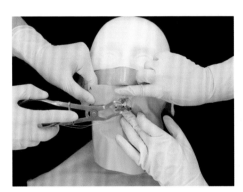

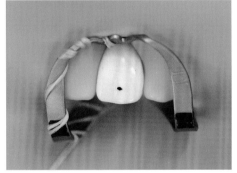

图 6-2-6 安放橡皮障夹

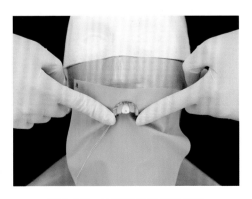

图 6-2-7 检查橡皮障夹稳固性

（8）橡皮障布邻面就位：参见翼法二、2.（9）。

（9）安装橡皮障支架：参见翼法二、2.（10）。

（10）检查封闭性：参见翼法二、2.（11）。

（11）目标牙橡皮障周围渗漏处理：参见翼法二、2.（12）。

（12）消毒患牙：参见翼法二、2.（13）。

3. 操作术后拆除橡皮障方法及注意事项（参见第八章）。

4. 操作术后物品整理及消毒灭菌（参见第九章）。

第三节   橡皮障夹优先法

一、概述

1. 定义   橡皮障夹优先法是指橡皮障夹先在目标牙上就位，再将打好孔的橡皮障布从弓部套入，完成目标牙隔离的方法。

2. 适应证   该方法适用于使用无翼橡皮障夹的隔离操作。

3. 优点   可直视下放置、调整橡皮障夹，减少对牙龈组织的损伤，降低误夹的风险。

4. 缺点   橡皮障夹就位时，没有橡皮障布遮挡，橡皮障夹出现意外滑脱或断裂时存在落入患者食道或气道的风险。橡皮障布通过橡皮障夹套入牙颈部时容易造成橡皮障布撕裂。

二、操作流程

1. 操作前准备

（1）术前沟通：操作前，术者应与患者进行充分的沟通（参见第四章第二节）

（2）物品准备：做好操作前物品准备（参见第五章第二节）

（3）操作前评估：做好患者全身状况及口内情况的评估（参见第四章第一节）

2. 操作方法

（1）标记目标牙：参见翼法二、2.（1）。

（2）选夹、试夹：参见翼法二、2.（2）。

（3）试夹合适、去掉橡皮障夹，消毒橡皮障夹喙部：参见翼法二、2.（3）。

（4）标记橡皮障布：参见翼法二、2.（4）。

（5）打孔：参见翼法二、2.（5）。

（6）橡皮障夹就位：用橡皮障夹钳撑开橡皮障夹（图6-3-1）至合适大小后（图6-3-2），将橡皮障夹安放于目标牙牙颈部缩窄处（图6-3-3，图6-3-4）。松开橡皮障夹钳，用双手食指压在侧翼上，交替用力，检查橡皮障夹是否稳固。

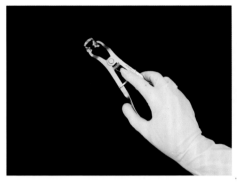

图 6-3-1　撑开橡皮障夹

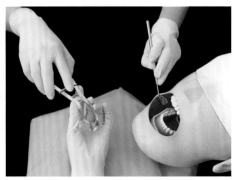

图 6-3-2　传递橡皮障夹钳

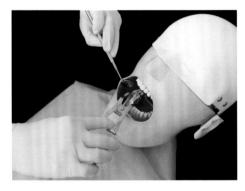

图 6-3-3　安放橡皮障夹至目标牙

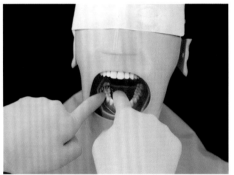

图 6-3-4　确定橡皮障夹稳固性

（7）橡皮障布就位：双手食指撑开橡皮障布上的孔（图 6-3-5），套入目标牙已安放好的橡皮障夹的弓部（图 6-3-6），用食指或充填器的扁铲端将橡皮障布翻至橡皮障夹翼下（图 6-3-7），使其紧贴于牙颈部。

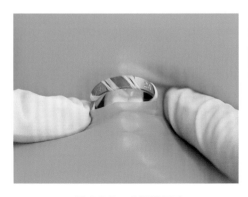

图 6-3-5　手指撑开孔

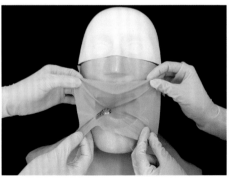

图 6-3-6　橡皮障布套入橡皮障夹弓部

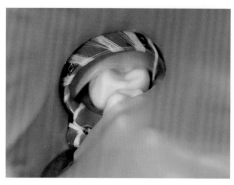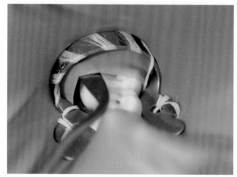

图 6-3-7　橡皮障布就位

（8）橡皮障布邻面就位：参见翼法二、2.（9）。

（9）安装橡皮障支架：参见翼法二、2.（10）。

（10）检查封闭性：参见翼法二、2.（11）。

（11）目标牙橡皮障周围渗漏处理：参见翼法二、2.（12）。

（12）消毒患牙：参见翼法二、2.（13）。

3. 操作术后拆除橡皮障方法及注意事项（参见第八章）。

4. 操作术后物品整理及消毒灭菌（参见第九章）。

第四节　弓　技　术

一、概述

1. 定义　弓技术是指将打好孔的橡皮障布先套入橡皮障夹的弓部，橡皮障夹就位后，再将橡皮障布翻至橡皮障夹下方，完成目标牙隔离的方法。

2. 适应证　适用于绝大多数单颗牙及多颗牙的隔离。

3. 优点　该方法相当于橡皮障夹优先法和橡皮障布优先法的折中方案，既能在直视的情况下安装橡皮障夹，避免牙龈的损伤，又能杜绝橡皮障夹意外脱落或断裂落入患者食道、消化道或气道的危险。

4. 缺点　橡皮障布通过橡皮障夹套入牙颈部时，容易造成橡皮障布撕裂。采用此方法应选择高弹性橡皮障布及无翼橡皮障夹。

二、操作流程

1. 操作前准备

（1）术前沟通：操作前，术者应与患者进行充分的沟通（参见第四章第二节）

（2）物品准备：做好操作前物品准备（参见第五章第二节）

（3）操作前评估：做好患者全身状况及口内情况的评估（参见第四章第一节）

2. 操作方法

（1）标记目标牙：参见翼法二、2.（1）。

（2）选夹、试夹：参见翼法二、2.（2）。

（3）试夹合适、去掉橡皮障夹,消毒橡皮障夹喙部：参见翼法二、2.（3）。

（4）标记橡皮障布：参见翼法二、2.（4）。

（5）打孔：参见翼法二、2.（5）。

（6）橡皮障夹就位：撑开橡皮障布上打好的孔,套入橡皮障夹的弓部（图6-4-1,图6-4-2）；翻转橡皮障布,露出橡皮障夹,用橡皮障夹钳撑开橡皮障夹,直视下将橡皮障夹安放于目标牙牙颈部缩窄处（图6-4-3,图6-4-4）；松开橡皮障夹钳,检查橡皮障夹是否稳固（图6-4-5）。

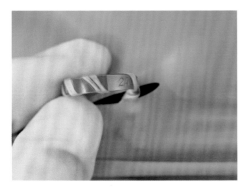

图 6-4-1　手指撑开橡皮障孔

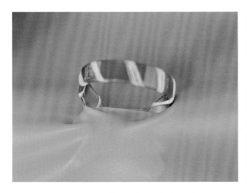

图 6-4-2　套入橡皮障夹弓部

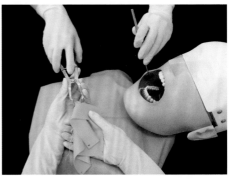

图 6-4-3　传递橡皮障夹钳

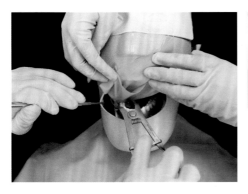

图 6-4-4　安放橡皮障夹

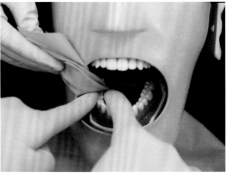

图 6-4-5　检查橡皮障夹稳固性

（7）橡皮障布就位：展开橡皮障布，用食指或充填器的扁铲端将橡皮障布翻至橡皮障夹翼下（图6-4-6），使其紧贴于牙颈部。

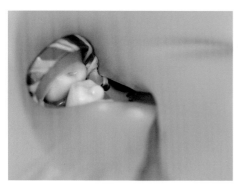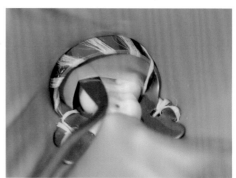

图6-4-6   橡皮障布就位

（8）橡皮障布邻面就位：参见翼法二、2.（9）。

（9）安装橡皮障支架：参见翼法二、2.（10）。

（10）检查封闭性：参见翼法二、2.（11）。

（11）目标牙橡皮障周围渗漏处理：参见翼法二、2.（12）。

（12）消毒患牙：参见翼法二、2.（13）。

3. 操作术后拆除橡皮障方法及注意事项（参见第八章）。

4. 操作术后物品整理及消毒灭菌（参见第九章）。

第七章

吸唾技术

　　吸唾是口腔科治疗中保持术野清洁,控制气溶胶,防止交叉感染的重要方法,也是口腔科治疗中医护配合的基本内容。口腔诊室是集检查、诊断、治疗为一体的医疗场所,在众多的口腔治疗操作中,产生的带菌唾液和飞沫都会污染医护人员的皮肤、口、鼻、眼等组织,是造成交叉感染的重要原因。研究表明,使用负压吸唾可以快速有效地清除口内大量液体及切割下来的固体碎屑,减少水雾和气溶胶的播散,保持术区清晰的同时又减少了交叉感染。但也有研究表明,使用橡皮障隔离技术相对于不使用橡皮障,会有更多气溶胶及细菌被反射喷溅至医师的面罩上。因此,在使用橡皮障隔离技术时,医护患均需做好标准防护,同时采取恰当的吸唾技术,降低交叉感染的可能性。

第一节　吸唾管的选择及握持方法

　　使用橡皮障隔离技术时,多使用强吸来控制治疗区域的水雾、气溶胶以及废液。而弱吸主要用来吸除口内的唾液。

　　目前临床上使用的强力吸唾管有塑料和不锈钢两种材质,有一次性使用的吸头,也有可反复高压灭菌使用的吸头。根据不同的用途,强力吸唾管的吸头有直型的或有角度的,可根据临床需要选择。

一、强力吸唾管的类型(图 7-1-1)

　　强力吸唾管分为不锈钢弯型、直型吸唾管,塑料扁头及小头吸唾管。

二、吸唾管的握持方法

　　强力吸唾管的握持方法有握笔式、掌拇握式、反掌拇握式(图 7-1-2~图 7-1-4)。在临床操作中护士需要根据操作部位的不同而采取最佳的握持方法。其中握笔式和掌拇握式在橡皮障操作中常用。

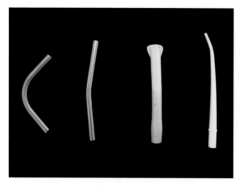

图 7-1-1　不同类型的强力吸唾管

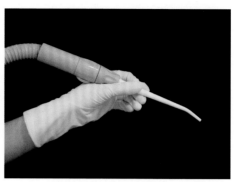

图 7-1-2　握笔式

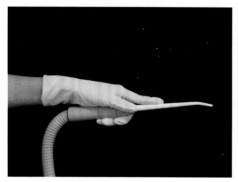

图 7-1-3　掌拇握式

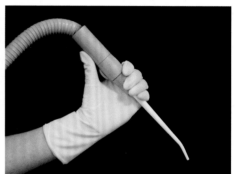

图 7-1-4　反掌拇握式

第二节　橡皮障隔离技术中的吸唾技术

橡皮障隔离技术中的吸唾：吸唾管应放置在治疗部位附近的区域，在不影响医生操作的前提下，根据操作中产生水雾、气溶胶量的大小选择不同的吸唾方式。

橡皮障隔离技术中使用高速涡轮机操作时，会产生大量的气溶胶及水雾，可使用强力吸唾管控制水雾的扩散，另外，可将橡皮障布折成信封状，用弱吸吸除流入信封袋内的液体（图 7-2-1，图 7-2-2）；后牙区治疗时，强力吸唾管应在不

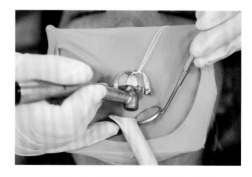

图 7-2-1　强吸控制水雾及气溶胶

影响医生操作的前提下,放置在能有效控制水雾及气溶胶的位置(图 7-2-3)。

橡皮障隔离技术中进行低喷溅操作时,如使用低速手机、超声荡洗、激光荡洗、冲洗针冲洗、三用枪冲洗时,可直接用小头强吸放置在患牙窝洞口(图 7-2-4)或将强力吸唾管放置在橡皮障的低凹处吸引(图 7-2-5)。

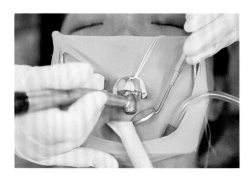

图 7-2-2　弱吸吸除废液

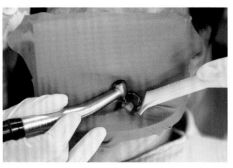

图 7-2-3　颊侧强吸吸除水雾

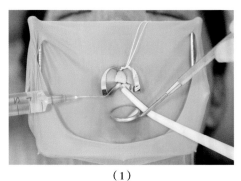

（1）

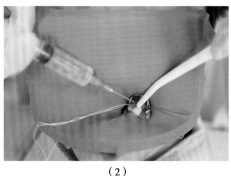

（2）

图 7-2-4　窝洞口吸除冲洗液

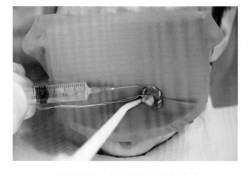

图 7-2-5　低凹处吸除冲洗液

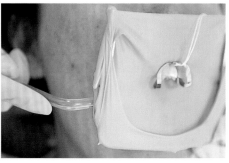

图 7-2-6　吸除口内唾液

橡皮障隔离技术操作进行劈障技术时冲洗液流入口内或患者唾液分泌较多的情况下，可采取橡皮障下弱吸吸唾，将弱吸置于患者口角处或术中定时掀开一侧橡皮障布吸除冲洗液或唾液（图7-2-6）。

橡皮障隔离技术中吸唾的注意事项：

1. 使用吸唾管吸唾时，尽量不要放置在敏感的牙齿上，以免引起患者不适。

2. 使用强力吸唾管吸唾时，吸唾管放置的位置应适当，避免阻挡医生视线，影响治疗。

3. 使用强力吸唾管吸唾时，注意避免吸唾管离橡皮障布过近，将橡皮障布吸入吸唾管。

第八章

橡皮障的拆除

第一节　拆除橡皮障的方法

一、清洁橡皮障布

去除橡皮障支架和橡皮障布前,需清除橡皮障布上残留的冲洗液及充填材料碎屑,避免材料落入患者口中,弹出飞溅至医患头面部,污损患者衣物(图8-1-1)。

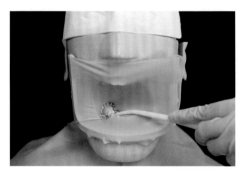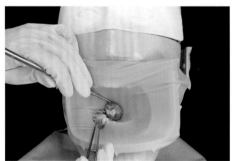

图 8-1-1　吸除废液、清理碎屑

二、吸除唾液

去除橡皮障支架和橡皮障布前需用弱吸吸除患者口内的唾液,防止拆除橡皮障布时唾液迸溅(图8-1-2)。

三、拆除橡皮障

拆除单颗牙的橡皮障时,用橡皮障夹钳撑开橡皮障夹,一并去除橡皮障支架和橡皮障布(图8-1-3)。

拆除多颗牙的橡皮障时,先用剪刀从颊侧剪开邻间隙的橡皮障布,去除橡皮障夹,再一并将支架和橡皮障布取出(图8-1-4)。

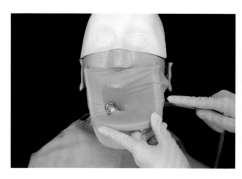

图 8-1-2   吸除口内唾液

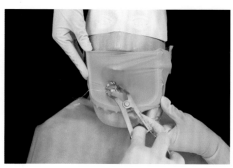

图 8-1-3   拆除单颗牙橡皮障

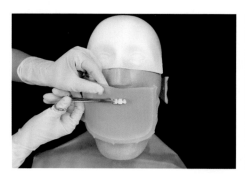

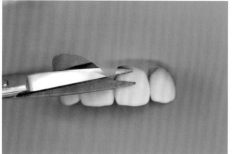

图 8-1-4   剪开多颗牙邻间隙的橡皮障布

四、协助患者清理面部,整理妆容(图 8-1-5)

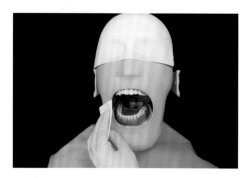

图 8-1-5   协助患者清理面部

第二节　拆除橡皮障的注意事项

拆除隔离多颗牙的橡皮障,应先从颊侧或唇侧牵拉橡皮障布,剪断牙颈部的结扎线及邻间隙的橡皮障布(图 8-2-1),再整体移除橡皮障支架和橡皮障布。

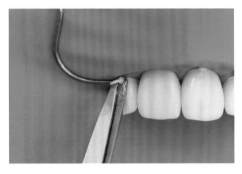
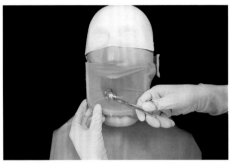

图 8-2-1　剪断牙间的结扎线或橡皮障布

进入邻间隙的橡皮障布,剪断后应从颊侧或舌侧拉出,尽量避免橡皮障布反复通过邻间隙。

拆除橡皮障后,应检查邻间隙是否残留有橡皮障碎片,若有残留可用探针或牙线剔除(图 8-2-2)。

使用剪刀时,注意保护患者的软组织,避免误伤。

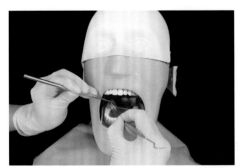
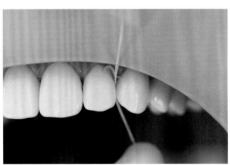

图 8-2-2　检查、去除残留碎片

第九章

橡皮障隔离技术术后整理及消毒灭菌

第一节　橡皮障隔离技术术后物品整理及灭菌

一、橡皮障系统物品的处置

治疗结束后拆除橡皮障，将橡皮障夹上的牙线拆除，分别将橡皮障夹、橡皮障夹钳和橡皮障支架在流动水下冲洗，同时用酒精棉球或小毛刷将橡皮障夹上残留的碎屑和污迹擦洗/刷洗干净，放于污物盘内待消毒、灭菌（图 9-1-1，图 9-1-2）。检查打孔器内是否有残留橡皮障布碎屑，如果有，用气枪将碎屑吹出，再用酒精棉球或消毒湿巾擦拭孔盘、打孔小锤及握持柄（图 9-1-3，图 9-1-4），清洁保存。

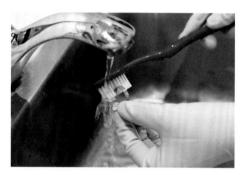

图 9-1-1　小毛刷清理橡皮障夹

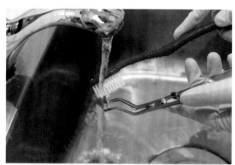

图 9-1-2　小毛刷清理橡皮障夹钳

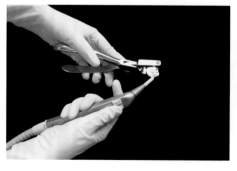

图 9-1-3　检查清理孔盘

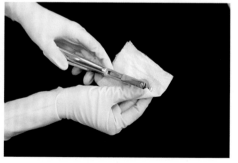

图 9-1-4　消毒湿巾擦拭孔盘

二、其他物品处置

将高速涡轮机带车针踩脚踏 30 秒冲洗管路(图 9-1-5),取下车针,流动水下刷洗高速涡轮机工作端(图 9-1-6),将车针冲洗干净后放置于待消毒车针盒内。开口器在流动水下刷洗干净后,放置于污物盘内待灭菌(图 9-1-7)。将冲洗针注射头安全分离,针头放入锐器盒内(图 9-1-8)。将橡皮障布和拆除的牙线及其他感染垃圾放入医疗废物包装袋内(图 9-1-9)。

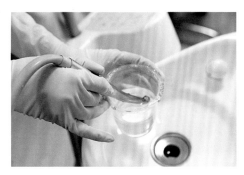

图 9-1-5　冲洗管路

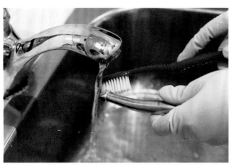

图 9-1-6　小毛刷清理高速涡轮机

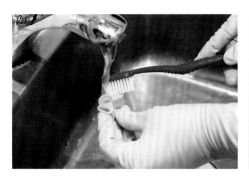

图 9-1-7　小毛刷清理开口器

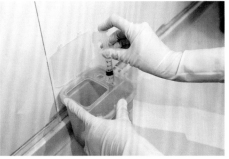

图 9-1-8　处理损伤性垃圾

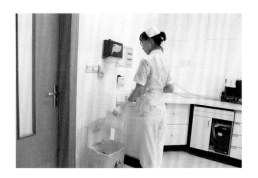

图 9-1-9　处理感染性垃圾

第二节　椅位单元的整理及消毒

去除椅位上的避污膜,弃置于医疗废物包装袋内(图 9-2-1)。

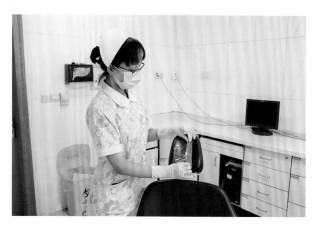

图 9-2-1　去除椅位避污膜

用消毒湿巾对椅位单元进行清洁,遵循从洁到污、一物一巾的原则进行擦拭,并整理、复位(图 9-2-2)。

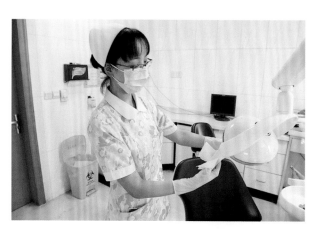

图 9-2-2　消毒巾擦拭椅位

第十章

橡皮障隔离技术中常见问题、原因及处理

一、疼痛

上橡皮障时,部分患者会出现疼痛的现象。应明确疼痛产生的原因并进行针对性处理。若是橡皮障夹压迫牙龈导致疼痛,可调整橡皮障夹位置,尽量避开牙龈;若是夹持部位的牙体组织缺损、牙齿敏感造成疼痛,可先修复牙体缺损,或脱敏治疗后再上橡皮障。在操作之前要与患者进行有效沟通和充分的术前宣教,以缓解患者紧张情绪,取得患者的充分配合。对于痛觉比较敏感的患者可适当给予小剂量局部麻醉,减轻不适感。

二、牙龈损伤

牙龈损伤是上橡皮障时最常出现的问题之一(图 10-0-1),多是由于橡皮障夹不合适或夹持位置不正确导致。为了避免此类情况的发生,选择合适的橡皮障夹及操作方法很重要。在正式上橡皮障前,应先进行试夹,保证橡皮障夹合适。在上橡皮障时,可选择橡皮障布优先法或弓技术等可以直视橡皮障夹就位的技术。前牙区还可以用楔线、牙线代替橡皮障夹对橡皮障进行固定(图 10-0-2),以减少牙龈损伤的概率。

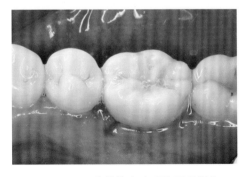

图 10-0-1　安装橡皮障后的牙龈损伤

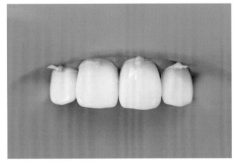

图 10-0-2　牙线替代橡皮障夹固定

三、术区封闭不严密

橡皮障隔离技术并不能确保治疗区域的完全隔离。1986 年 Uno G. H. Fors 等人的研究就证实,不使用封闭剂的情况下,有超过 50%的橡皮障隔离会有渗漏。橡皮障发生渗漏的原因约有以下几点:

1. 橡皮障夹不合适　橡皮障夹不合适,影响橡皮障布固位的稳定性,会增加渗漏的风险。针对此情况,在操作前先评估牙齿的大小、形态,再选择合适的橡皮障夹进行试夹,确保橡皮障夹喙和牙齿至少达到 4 点接触。

2. 打孔过大　打孔过大可能会使橡皮障布与牙齿贴合不紧密,导致渗漏。针对此情况,应参照橡皮障夹的产品说明以及牙齿大小,选择合适的孔打孔。

3. 牙齿形态不规则　牙齿形态不规则会导致橡皮障夹就位困难或夹持不稳,增加渗漏的风险。可尽量选取合适的橡皮障夹,并配合封闭剂的使用来确保隔离的效果。

4. 橡皮障布被过分牵拉　过分牵拉橡皮障布会导致牙齿与障布间出现缝隙,发生渗漏(图 10-0-3)。临床上可选用弹性更好的中厚或厚型的橡皮障布,配合楔线或牙线辅助固位,减小橡皮障的张力,再配合封闭剂的使用,防止渗漏的发生。

四、橡皮障夹崩脱、断裂

橡皮障夹的崩脱、断裂非常危险,临床上应尽量避免此类情况的发生。橡皮障夹因为反复使用、高温高压灭菌、金属老化等原因会发生断裂(图 10-0-4)。但即便是全新的橡皮障夹,也可能会因为制造缺陷或受力过大在初次使用时断裂。断裂的橡皮障夹可能会落入患者的消化道甚至气道,造成危险。

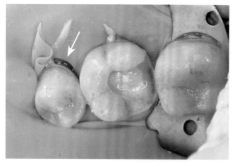　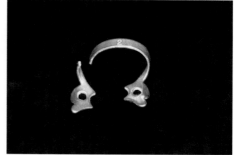

图 10-0-3　过度牵拉橡皮障布导致渗漏　　　图 10-0-4　橡皮障夹断裂

橡皮障夹崩脱多是由于橡皮障夹选择不合适,夹持不稳,以及橡皮障布张力过大导致。崩脱的橡皮障夹可能会落入患者的消化道或呼吸道,造成患牙或邻牙牙体组织的损伤,甚至出现橡皮障夹飞出,击伤医护人员的情况。

为防止橡皮障夹的意外崩脱、断裂,选择合适的橡皮障夹,并在使用前试夹是最基本的要求。此外,还可以使用牙线穿过橡皮障夹体部的中心孔,缠绕橡皮障夹(图10-0-5),牙线游离端留至口外或拴在操作者手指上,以便在橡皮障夹意外崩脱或断裂时能及时收回橡皮障夹。

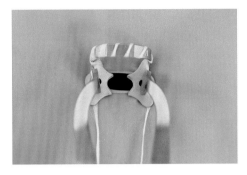

图 10-0-5 在橡皮障夹弓部及两侧中心孔系上牙线

对于一些因形态异常,缺乏倒凹导致橡皮障夹固位不佳的患牙,可采用相对安全的橡皮障隔离技术(如橡皮障布优先法)隔离,或将橡皮障夹固定在固位力较好的邻牙上,以降低意外发生的可能性。

五、橡皮障布撕裂

橡皮障布的撕裂在临床上也较常见(图10-0-6)。可能的原因包括打孔边缘不整齐、有毛边(图10-0-7),橡皮障布老化,撑开橡皮障布时用力过大等。为避免此类情况的发生,首先要定期检查橡皮障布,确保在有效期内使用;其次,正确操作,保证打孔质量;此外,还应避免使用过大力量牵拉橡皮障布,避免橡皮障布撕裂。

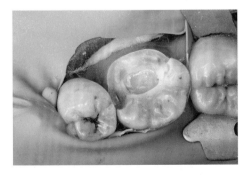

图 10-0-6 橡皮障布撕裂

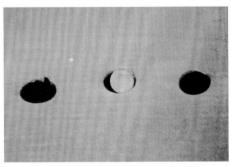

图 10-0-7 孔边缘撕裂、有毛边

第十一章

橡皮障隔离技术的临床应用

第一节　橡皮障隔离技术的临床基础操作

一、单颗牙的橡皮障隔离技术

单颗牙治疗需要橡皮障隔离时,通常仅隔离需要治疗的患牙。尤其在根管治疗时,暴露的牙齿越多,橡皮障发生渗漏的概率越高,污染的概率也越高。但在涉及牙齿邻面的治疗时,常需同时暴露邻牙,以保证邻面的修复效果。

1. 临床应用　单颗前牙根管治疗术的橡皮障隔离(王疆医生病例)

患者 11 牙因继发龋导致牙髓坏死,需行根管治疗(图 11-1-1,图 11-1-2)。采用橡皮障布优先法隔离患牙。试夹(图 11-1-3)后,橡皮障布先就位,使用牙线辅助橡皮障布邻面就位(图 11-1-4)。橡皮障夹就位后(图 11-1-5),使用封闭剂封闭可能存在的缝隙,完成患牙隔离(图 11-1-6)。

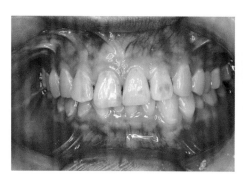

图 11-1-1　11 牙治疗前唇面观

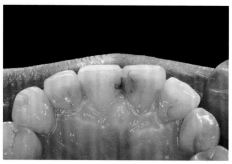

图 11-1-2　11 牙治疗前舌面观

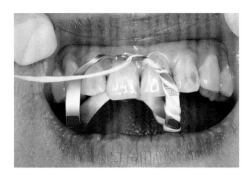

图 11-1-3　试夹

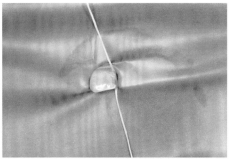

图 11-1-4　牙线辅助橡皮障布邻面就位

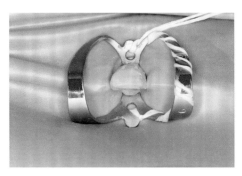

图 11-1-5　橡皮障夹就位

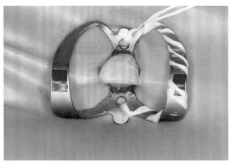

图 11-1-6　完成隔离

2. 临床应用　单颗后牙树脂修复的橡皮障隔离（王疆医生病例）

患者 36 𬌗面窝沟龋（图 11-1-7），拟在橡皮障隔离下，行树脂充填治疗。使用翼法隔离 36 牙，封闭剂封闭缝隙（图 11-1-8）。去龋，备洞（图 11-1-9），行 36牙树脂充填术（图 11-1-10）。

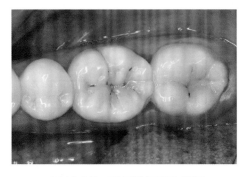

图 11-1-7　36 牙𬌗面窝沟龋坏

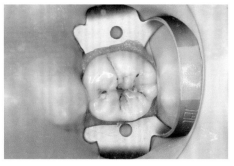

图 11-1-8　翼法隔离 36 牙

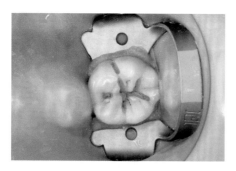

图 11-1-9　去龋，备洞

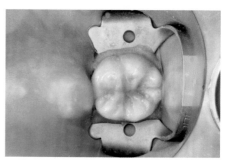

图 11-1-10　树脂充填

修形抛光后去除橡皮障，完成治疗（图 11-1-11）。

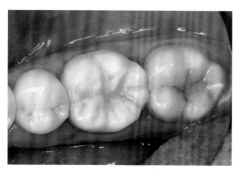

图 11-1-11　充填完成

二、多颗牙的橡皮障隔离技术

当有多颗牙需要同时治疗或修复涉及患牙邻面时，常需要同时隔离多颗牙。多颗牙的橡皮障隔离情况较复杂，需根据患牙情况、牙列情况、修复方式等选择合适的隔离技术。

1. 临床应用　多颗前牙树脂修复的橡皮障隔离（王帆医生病例）

患者 11 牙、21 牙简单冠折，拟在橡皮障隔离下行树脂直接修复（图 11-1-12）。采用 14 牙与 24 牙橡皮障夹主固位，结合 11 牙、21 牙牙线辅助固位的方式，行 12—22 牙橡皮障隔离技术（图 11-1-13）。在前牙区多颗牙橡皮障隔离时，将橡皮障夹夹持于距操作区域较远的后牙区，可以降低前牙工作区橡皮障布的张力，能更方便将橡皮障布压至龈缘，充分暴露修复区域。此外还可以为术者创造出更大的操作空间，方便治疗。11、21 牙橡皮障隔离后，制备洞缘斜面（图 11-1-14），分层树脂充填（图 11-1-15），精修抛光（图 11-1-16），完成治疗（图 11-1-17）。

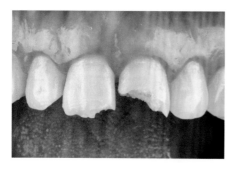

图 11-1-12　11,21 牙简单冠折

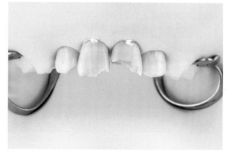

图 11-1-13　橡皮障隔离 12—22 牙

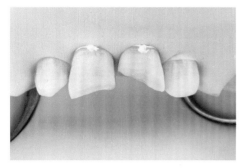

图 11-1-14　11 牙、21 牙制备洞缘斜面

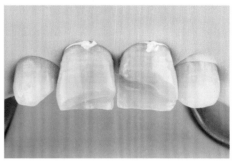

图 11-1-15　11 牙、21 牙分层树脂充填

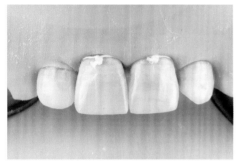

图 11-1-16　11 牙、21 牙修形抛光

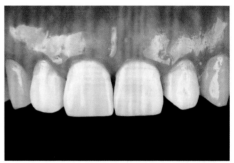

图 11-1-17　11 牙、21 牙树脂充填完成

2. 临床应用　多颗后牙树脂修复的橡皮障隔离(王疆医生病例)

患者 24 牙远中邻面龋坏(图 11-1-18),采取 25 牙橡皮障夹固定,结合 23 牙 24 牙牙线结扎辅助固位隔离患牙(图 11-1-19),完成 24 牙远中龋坏的树脂修复(图 11-1-20)。涉及牙齿邻面,邻接的治疗通常需隔离相邻的两颗牙齿。但有时为了扩大操作空间,降低操作区域内橡皮障布的张力,也可隔离相邻的多颗牙。使用牙线辅助固位,可以将橡皮障布压至龈缘,在保证隔离效果的同时,充分暴露拟修复部位,有助于提高牙体组织邻面修复的质量。

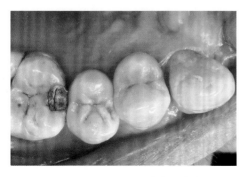

图 11-1-18　24 牙远中邻面龋坏

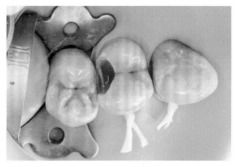

图 11-1-19　橡皮障隔离 23、24、25 牙

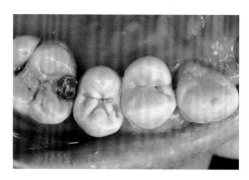

图 11-1-20　24 牙树脂修复完成

第二节　橡皮障隔离技术的临床应用技巧

一、假壁的应用

橡皮障隔离的理想情况是需隔离的患牙的四壁完整,这样能最大程度保证隔离的效果。但临床上的患牙邻面龋坏或缺损的情况居多,这样会给患牙的隔离带来困难,尤其是对于需行根管治疗的患牙,邻面的渗漏可能会导致根管治疗的失败。因此,在橡皮障隔离前,用假壁恢复缺损的牙体组织,有助于达到理想的隔离效果。

临床应用　上颌后牙建立假壁后的橡皮障隔离(喻刚医生病例)

患者 16 牙近中腭尖折裂至龈下,需行根管再治疗及牙体缺损修复(图 11-2-1)。行根管再治疗前,去净原暂封物,电刀修整牙龈,暴露龈方断缘(图 11-2-2)。使用生料带辅助局部隔离(图 11-2-3),行 16 牙腭侧龈壁提升及复合树脂假壁修复(图 11-2-4)。假壁完成后,使用橡皮障隔离患牙,完成显微根管再治疗术(图 11-2-5),树脂充填后,行复合树脂冠修复(图 11-2-6)。

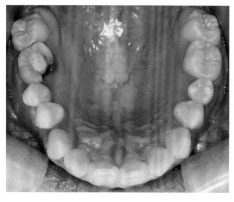

图 11-2-1　16 牙近中冠折至龈下

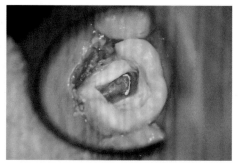

图 11-2-2　去原补物后电刀切龈

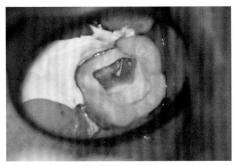

图 11-2-3　生料带隔离

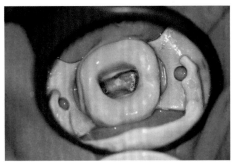

图 11-2-4　建立假壁,上橡皮障

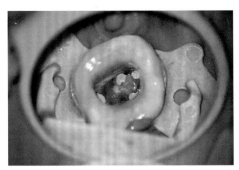

图 11-2-5　16 牙行显微根管再治疗术

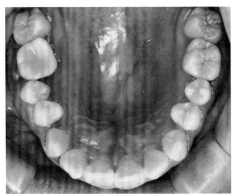

图 11-2-6　16 复合树脂冠完成后 3 月口内照

二、橡皮障布的边缘反折

橡皮障在基本就位后,通常要将橡皮障布的边缘进行反折,以更好地包裹牙龈,更充分地暴露牙体组织。反折后的橡皮障布不但有更好防止唾液、龈沟液渗漏的作用,还能借助橡皮障布的张力,起到一定的"排龈"作用,利于牙体修复治疗的顺利进行。

橡皮障布的边缘反折主要有两种基本方法:

1. 使用牙线,将牙线八字交叉于牙颈部,向牙龈方向反复牵拉牙线,将橡皮障边缘反折包裹牙龈(图 11-2-7)。

2. 使用扁头光滑的器械(如水门汀充填器),一手牵拉橡皮障布,使其与牙面呈接近垂直的角度,然后使用充填器的扁头将橡皮障的边缘压向牙龈方向,完成边缘反折(图 11-2-8)。

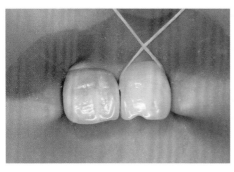

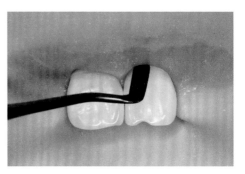

图 11-2-7　牙线将橡皮障布压入龈沟内　　　图 11-2-8　扁头器械将障布压入龈沟

三、开辟操作空间

　　口腔科治疗本身就面临着操作空间狭小的问题。使用橡皮障后,治疗区域的患牙被隔离出来,但医护的治疗操作空间却被进一步压缩。为了最大限度满足治疗所需的操作空间,保证治疗效果,可以采取不同的方法,灵活使用橡皮障系统的不同构件,开辟出治疗所需的操作空间。

　　治疗前牙时,仅隔离两颗前牙,其舌侧的操作空间有限,影响口镜的放置,且橡皮障布的张力较大,舌侧的橡皮障布很难压到牙龈水平(图 11-2-9),遇到牙体缺损位置较低,甚至平龈的病例,橡皮障布会影响治疗。橡皮障夹放置到后牙上,垂直向的操作空间显著增加,且前牙区橡皮障布的张力降低,有利于牙体组织的充分暴露(图 11-2-10)。

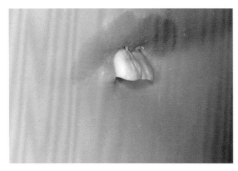

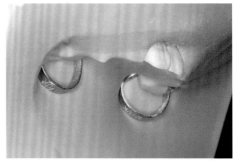

图 11-2-9　仅隔离前牙,操作空间狭小　　图 11-2-10　橡皮障夹放在后牙区,操
　　　　　　　　　　　　　　　　　　　　　　　　　　作空间充裕

四、不同的辅助固位方式

　　在橡皮障系统中,橡皮障夹起主要的固位作用,但在临床操作中,常需要借助其他的辅助固位方式,与橡皮障夹一起,达到固定橡皮障系统、隔离患牙的

作用。

1. 楔线辅助固位 楔线辅助固位操作简便,只需将楔线压入邻间隙,即可提供较强的固位力。但相比于牙线,楔线较粗,当邻接较紧时就位比较困难,且对于一些涉及邻面的修复治疗,较粗的楔线有可能会影响牙齿邻接的松紧度,继而影响修复体就位。

26 牙拟在橡皮障隔离下行嵌体粘接,翼法行 17 牙橡皮障夹主固位,布法依次隔离 24—26 牙,牙线协助橡皮障布就位,需注意 25 牙与 26 牙邻接橡皮障布必须完全就位,并翻转至龈下,避免影响嵌体就位,楔线分别隔离 24 牙、25 牙邻接行辅助固位(图 11-2-11)。

2. 牙线辅助固位 牙线辅助固位也较常用,相对于楔线,牙线结扎操作较繁复,固位力也稍弱,常需结扎多颗牙或配合楔线使用才能达到固位效果(图11-2-12)。

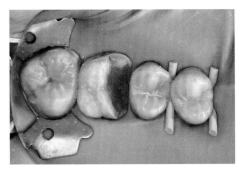

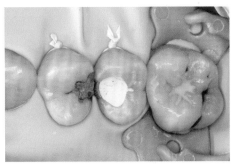

图 11-2-11 楔线辅助固位   图 11-2-12 牙线辅助固位

3. 橡皮障布辅助固位 临床上可以将边角多余的橡皮障布剪下,压入邻间隙,起辅助固位的作用,作用与效果和楔线类似(图 11-2-13)。

4. 树脂突辅助固位 临床中一些需隔离的患牙因缺乏倒凹,或已行基牙预备,造成橡皮障夹或橡皮障布无法固位。此时可利用流动树脂小球,粘在牙体组织上,固化后辅助牙线或橡皮障夹固位。

11,21 牙已行基牙预备,拟在橡皮障隔离下行桩核冠修复。利用流动树脂小球,辅助牙线完成橡皮障布的固位(图 11-2-14,图 11-2-15)。

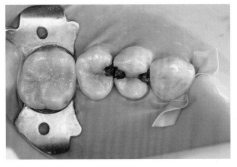

图 11-2-13 橡皮障布辅助固位

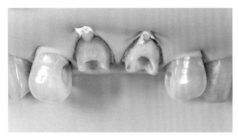

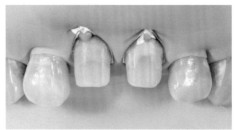

图 11-2-14　树脂突辅助牙线固位隔离
患牙

图 11-2-15　完成桩核及树脂修复

　　11 牙已行全冠基牙预备,无倒凹,拟在橡皮障隔离下行根管治疗术。采用唇舌侧流动树脂突+橡皮障夹固位,完成患牙隔离(图 11-2-16)。

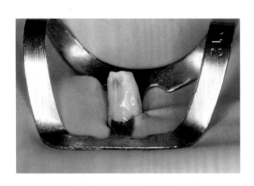

图 11-2-16　树脂突辅助橡皮障夹固位

五、橡皮障夹的联合应用

　　橡皮障布的弹性在隔离患牙时发挥着非常重要的作用,但也因为这种弹性造成的张力,有时会压缩医生的操作空间,影响橡皮障布的完全就位。临床上两个或多个橡皮障夹的联合使用,可以开辟充足的操作空间,有效减小工作区域内橡皮障布的张力,有利于医生的操作以及牙体组织的充分暴露。

　　1. 临床应用　多颗前牙贴面修复的多橡皮障夹联合应用隔离(王帆医生病例)

　　前牙瓷贴面粘接治疗中,采用后牙橡皮障夹固位,隔离多颗牙齿,开辟操作空间,贴面粘接时,配合橡皮障夹局部使用,隔离需粘接的患牙,分别完成修复体的粘接(图 11-2-17~图 11-2-20)。

　　2. 临床应用　后牙牙体缺损修复的多橡皮障夹联合应用隔离(王帆医生病例)

　　36 牙大面积龋坏,牙体组织缺损(图 11-2-21),在橡皮障隔离下,去净龋坏,树脂修复(图 11-2-22~图 11-2-24)。进行 36 牙全冠粘接时,使用橡皮障夹优先法,36、37 牙橡皮障夹先就位(图 11-2-25,图 11-2-26),引导橡皮障布就位至基牙肩台下(图 11-2-27),确认橡皮障布完全就位,肩台完整暴露后,去除 36 牙的橡皮障夹,在 34 牙上放置橡皮障夹,完成术区的隔离(图 11-2-28)。最终在橡皮障隔离技术下粘接 36 牙冠(图 11-2-29,图 11-2-30)。

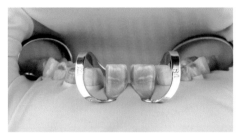

图 11-2-17　橡皮障隔离 16—26 牙

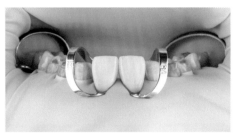

图 11-2-18　试戴贴面,检查就位情况及边缘密合度

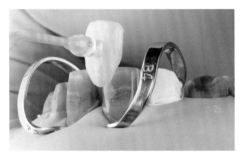

图 11-2-19　粘接贴面

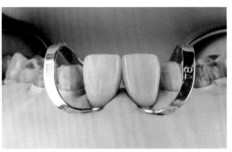

图 11-2-20　11、21 牙完成贴面粘接

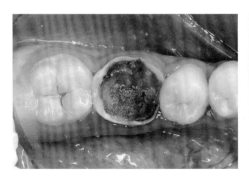

图 11-2-21　36 牙龋坏

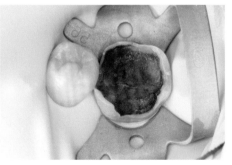

图 11-2-22　橡皮障隔离 36 牙

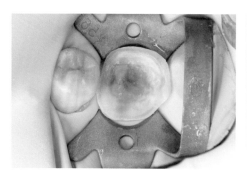

图 11-2-23　去龋

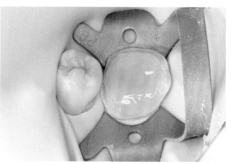

图 11-2-24　树脂修复

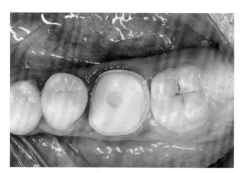

图 11-2-25　完成基牙预备

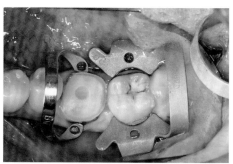

图 11-2-26　试夹

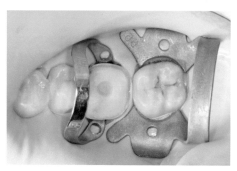

图 11-2-27　引导橡皮障布就位至肩台下

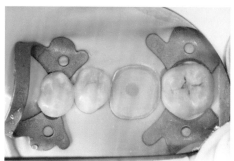

图 11-2-28　隔离 34—37 牙

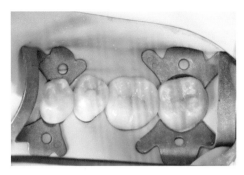

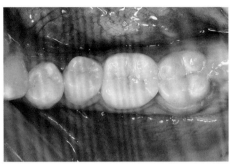

图 11-2-29　36 牙牙冠试戴　　　　　图 11-2-30　36 牙牙冠粘接完成

六、劈障法

当需修复的牙体组织边缘位于龈下，传统的橡皮障夹+橡皮障布隔离无法实施时，可考虑使用劈障法，劈开橡皮障布，暴露需修复的牙体组织及牙龈，完成涉及龈下的牙体组织修复。这样的隔离方式虽然无法隔离龈沟液，但能有效降低术区的相对湿度，提升粘接修复的效果。

临床应用　前牙全冠修复的橡皮障隔离（王帆医生病例）

21 牙拟在橡皮障隔离下行全瓷冠粘接（图 11-2-31）。由于肩台位于龈下，故采用劈障法。14 牙、24 牙放置橡皮障夹，行劈障法隔离 13—23 牙，反折唇侧橡皮障，保持术野清洁，术区干燥（图 11-2-32）。橡皮障隔离技术下 21 牙排龈（图 11-2-33），行全瓷冠粘接（图 11-2-34）。

七、橡皮障"排龈"

橡皮障隔离技术主要用于隔离暴露于龈上的牙体组织，但在某些情况下，当修复体边缘平龈或位于龈下小于 0.5mm 时，利用橡皮障夹和橡皮障布的张力，

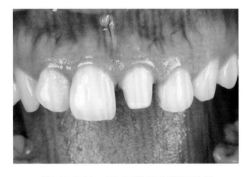

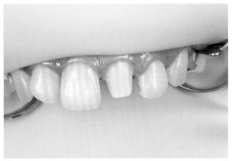

图 11-2-31　21 牙拟行全瓷冠粘接　　　图 11-2-32　劈障法隔离 14—24 牙

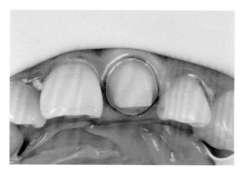

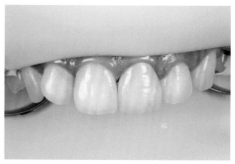

图 11-2-33　排龈　　　　　　图 11-2-34　完成 21 牙全瓷冠粘接

可以起到一定的压排牙龈,暴露修复体边缘的作用。这种技术对于仅涉及唇侧修复的贴面最为适用。但需注意的是,基牙的牙龈要处于非常健康的状况,此外,越厚的橡皮障布,压排牙龈的效果越好。

1. 临床应用　前磨牙贴面粘接修复的橡皮障隔离(王帆医生病例)

14 牙拟在橡皮障隔离下行贴面粘接。根据牙齿大小可选用前牙双弓蝴蝶夹进行隔离。橡皮障夹配合厚型橡皮障布的使用,可起到压排牙龈、暴露修复体边缘的作用(图 11-2-35)。在良好的隔离下,完成高质量的贴面粘接(图 11-2-36)。

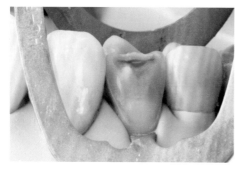

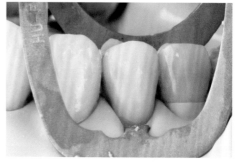

图 11-2-35　橡皮障夹压排牙龈,暴露　　图 11-2-36　完成贴面粘接
修复体边缘

2. 临床应用　磨牙复合树脂全冠粘接的橡皮障隔离(喻刚医生病例)

26 牙全冠肩台采用平龈设计,粘接牙冠时,使用厚型橡皮障布和多橡皮障夹隔离 26 牙。橡皮障布的张力发挥了"排龈"作用,使基牙肩台得到充分暴露。最终在橡皮障的隔离下,使用加热复合树脂完成 26 牙冠粘接(图 11-2-37 ~ 图 11-2-39)。

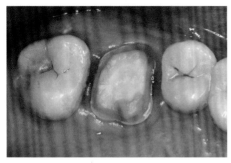

图 11-2-37　26 牙拟在橡皮障隔离下行全冠粘接

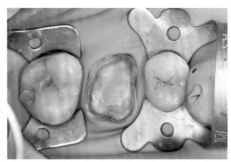

图 11-2-38　橡皮障隔离基牙，充分暴露肩台

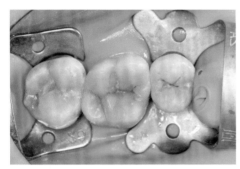

图 11-2-39　粘接 26 牙牙冠

八、生料带的使用

生料带又名生胶带，特氟龙（Teflon）带，化学成分是聚四氟乙烯。具有包括耐高温（200 ~ 260℃），耐腐蚀（能耐王水和一切有机溶剂），不粘性（具有极小的表面张力而不黏附任何物质），无毒害（具有生理惰性）等一系列优良的使用性能。除此之外，生料带还具有极薄的厚度（0.04mm 左右），极佳的贴附性和极强的可塑性，被广泛应用在国防军工、原子能、石油、无线电、电力机械、化学工业等重要部门。在口腔科治疗领域，生料带主要起辅助隔离的作用。

（一）粘接修复时的邻牙隔离

牙色材料的粘接修复是口腔科治疗中的常规治疗方法。在治疗过程中，需要对患牙进行酸蚀，涂布粘结剂。在酸蚀患牙时，如果不对邻牙进行保护，酸蚀剂会破坏邻牙釉质结构，增加患龋风险。生料带极薄，可与牙体组织紧密贴合，可塑性强，耐酸蚀，耐有机溶剂，且不与牙体组织及修复材料粘连，是粘接修复中理想的辅助隔离材料（图 11-2-40，图 11-2-41）。

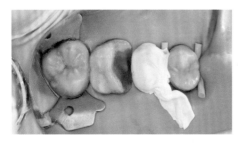

图 11-2-40　后牙区嵌体粘接时邻牙隔离

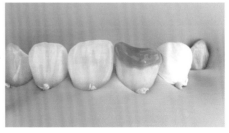

图 11-2-41　前牙区树脂修复时邻牙隔离

（二）牙体修复时牙龈的隔离

当粘接修复的界面平龈或位于龈下时，推开牙龈，隔离龈沟液和血液，创造一个相对干燥的操作环境，对于获得良好的粘接效果至关重要。生料带具有高度的可塑性，压入龈沟后能起到良好的排龈效果。常规的排龈线遇到龈沟液或血液渗出较多的情况时，很快就会被龈沟液或血液浸透，起不到隔湿的效果。而高分子材料的生料带则具有防水效果，不会被龈沟液或血液浸透，隔湿效果更好。

1. 临床应用一　前牙区生料带辅助牙龈隔离（王帆医生病例）

23 牙唇面及牙颈部树脂补物边缘继发龋坏，部分龋坏位于龈下 0.5mm（图 11-2-42），橡皮障隔离 23 牙（图 11-2-43），生料带搓条，压入龈沟，推开牙龈，同时创造出一定的操作空间（图 11-2-44），显微镜下去净原充填物及继发龋，获得清洁、干燥的粘接修复界面（图 11-2-45）。

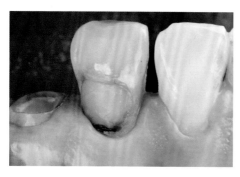

图 11-2-42　23 牙唇面龋坏至龈下

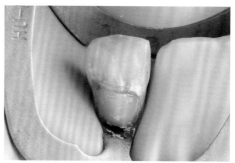

图 11-2-43　橡皮障隔离 23 牙

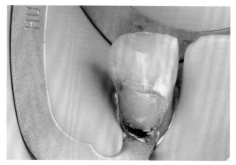

图 11-2-44　生料带辅助隔离

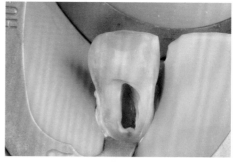

图 11-2-45　去净龋坏，准备修复

2. 临床应用　后牙区生料带辅助牙龈隔离（喻刚医生病例）

25 牙远中邻面龋坏以及 26 牙银汞合金充填后继发龋拟行树脂粘接修复术

（图11-2-46）。橡皮障隔离25、26牙，25牙线辅助固位，翻折橡皮障布边缘，充分暴露拟修复部位。去除原银汞充填物及龋坏备洞（图11-2-47），发现25牙远中部分牙龈暴露，橡皮障隔离不严密（图11-2-48）。使用生料带辅助隔离25牙远中牙龈暴露区（图11-2-49）。25、26牙行树脂粘接修复术后（图11-2-50）以及拆除橡皮障术后即刻口内照片（图11-2-51）。

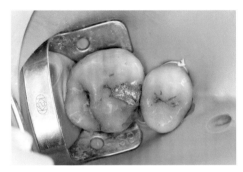

图11-2-46　25、26牙龋坏

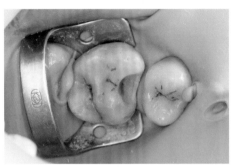

图11-2-47　橡皮障隔离下去净原充填物及龋坏

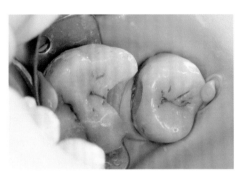

图11-2-48　25牙远中部分牙龈暴露

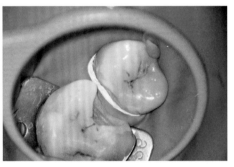

图11-2-49　生料带辅助隔离25牙远中牙龈

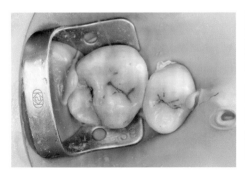

图11-2-50　树脂充填25、26牙

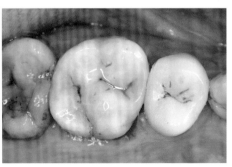

图11-2-51　拆除橡皮障后即刻口内照

参考文献

1. WILLIAM G, SCHINDLER. Ingle's Endodontics. 6th ed. Hamilton: BC Decker, 2008

2. American Association of Endodontics: Appropriateness of care and quality assurance guidelines. Guide to clinical endodontics. 6th ed. AAE 2013

3. 中华口腔医学会牙体牙髓病学专业委员会. 复合树脂直接粘接牙体修复技术指南. 中华口腔医学杂志,2014,49(5):275-278

4. 中华口腔医学会牙体牙髓病学专业委员会. 根管治疗技术指南. 中华口腔医学杂志,2014,49(5):272-274

5. 邹慧儒,王雅南,张洪杰,等. 橡皮障技术在口腔临床中的应用状况. 中华口腔医学杂志,2016,51(2):119-123

6. SAVANI G M, SABBAH W, SEDGLEY C M, et al. Current trends in endodontic treatment by general dental practitioners: report of a United States national survey. J Endod,2014,40(5):618-624. DOI:10.1016/j.joen.2014.01.029

7. LAWSON N C, GILBERT G H, FUNKHOUSER E, et al. General Dentists' Use of Isolation Techniques during Root Canal Treatment: From the National Dental Practice-based Research Network. J Endod,2015,41(8):1219-1225. DOI:10.1016/j.joen.2015.04.017

8. G S, JENA A, MAITY A B, et al. Prevalence of rubber dam usage during endodontic procedure: a questionnaire survey. J Clin Diagn Res,2014,8(6):ZC01-ZC03. DOI:10.7860/JCDIU2014/9011.4425

9. KOHLI A, SINGH S, PODAR R, et al. A comparative evaluation of endodontic practice trends in India: the Mumbai study. Indian J Dent Res,2014,25(6):729-736. DOI:10.4103/0970-9290.152179

10. AHMAD A, HAMZAH A, BANI YMSc. Survey on the modalities of rubber dam usage for root canal treatment. Journal of Taibah University Medical Sciences 2016,11:(2)152-158

11. UDOYE CI, JAFARZADEH H. Rubber dam use among a subpopulation of Nigerian dentists. J Oral Sci,2010,52(2):245-249

12. RAOOF M, ZEINI N, HAGHANI J, et al. Preferred materials and methods employed for endodontic treatment by Iranian general practitioners. Iran Endod J, 2015, 10(2):112-116

13. KAPITAN M, SUSTOVA Z. The use of rubber dam among Czech dental practitioners. Acta Medica (Hradec Kralove), 2011, 54 (4):144-148

14. ZOU H, LI Y, LIAN X, et al. Frequency and Influencing Factors of Rubber Dam Usage in Tianjin: A Questionnaire Survey. Int J Dent, 2016:7383212. DOI:10. 1155/2016/7383212

15. LIN H C, PAI S F, HSU Y Y, et al. Use of rubber dams during root canal treatment in Taiwan. J Formos Med Assoc, 2011, 110(6):397-400. DOI:10. 1016/S0929-6646(11)60058-2

16. KAKEHASHI S, STANLEY H R, FITZGERALD R J. The effects of surgical exposures of dental pulps in germ-free and conventional laboratory rats. Oral Surg Oral Med Oral Pathol, 1965, 20:340-349

17. HARUYAMA A, KAMEYAMA A, TATSUTA C, et al. Influence of different rubber dam application on intraoral temperature and relative humidity. Bull Tokyo Dent Coll, 2014, 55(1):11-17

18. BESNAULT C, ATTAL J P. Influence of a simulated oral environment on dentin bond strength of two adhesive systems. Am J Dent, 2001, 14:367-372

19. CADENARO M, ANTONIOLLI F, SAURO S, et al. Degree of conversion and permeability of dental adhesives. Eur J Oral Sci, 2005, 113:525-530

20. CHIBA Y, MIYAZAKI M, RIKUTA A, et al. Influence of environmental conditions on dentin bond strengths of one-application adhesive systems. Oper Dent, 2004, 29:554-559

21. FRITZ U B, FINGER W J, STEAN H. Salivary contamination during bonding procedures with a one-bottle adhesive system. Quintessence Int, 1998, 29:567-572

22. IKEDA T, DE MUNCK J, SHIRAI K, et al. Effect of air-drying and solvent evaporation on the strength of HEMA-rich versus HEMA-free one-step adhesives. Dent Mater, 2008, 24:1316-1323

23. MIYAZAKI M, RIKUTA A, TSUBOTA K, et al. Influence of environmental conditions on dentin bond strengths of recently developed dentin bonding systems. J Oral Sci, 2001, 43:35-40

24. NYSTROM G P, HOLTAN J R, PHELPS RA et al. Temperature and humidity effects on bond strength of a dentinal adhesive. Oper Dent, 1998, 23:138-143

25. VAN LANDUYT K L, MINE A, DE MUNCK J, et al. Are one-step adhesives easier to use and better performing? Multifactorial assessment of contemporary one-

step self-etching adhesives. J Adhes Dent,2009,11:175-190

26. YOO H M,PEREIRA P N R. Effect of blood contamination with 1-step self-etching adhesives on microtensile bond strength to dentin. Oper Dent,2006,31:660-665

27. LIN P Y,HUANG S H,CHANG H J,et al. The effect of rubber dam usage on the survival rate of teeth receiving initial root canal treatment:a nationwide population-based study. J Endod,2014,40(11):1733-1737

28. GOLDFEIN J,SPEIRS C,FINKELMAN M,et al. Rubber dam use during post placement influences the success of root canal treated teeth. J Endod,2013,39(12):1481-1484

29. WANG Y,LI C,YUAN H,et al. Rubber dam isolation for restorative treatment in dental patients. Cochrane Database Syst Rev. 2016,20;9:CD009858

30. CAJAZEIRA M R,DE SABÓIA T M,MAIA L C. Influence of the operatory field isolation technique on tooth-colored direct dental restorations Am J Dent,2014,27(3):155-159

31. MITTAL S,KUMAR T,MITTAL S,et al. An innovative approach for rubber dam isolation of root end tip:a case report. J Conserv Dent,2015,18(3):269-270

32. SLAWINSKI D,WILSON S. Rubber dam use:a survey of pediatric dentistry training programs and private practitioners. Pediatr Dent,2010,32(1):64-68

33. KARAOUZAS L,KIM Y E,BOYNTON J R. Rubber dam isolation in pediatric patients:a review. J Mich Dent Assoc,2012,94(1):34-37

34. 苏士文,赵紫婷.橡皮障在口腔正畸临床中的应用.中华口腔正畸学杂志,2015,22(1):38-39

35. 李亚华,李淑娟,边捷,等.橡皮障隔湿术在老年人根管治疗中的感染控制效果.中国老年学杂志,2014,17:4994-4995

36. AL-AMAD SH,AWAD MA,OMRAN TA,et al. The effect of rubberdam on atmospheric bacterial aerosols during restorative dentistry. J Infect Public Health. 2017,10(2):195-200. DOI:10. 1016/j. jiph. 2016. 04. 014

37. FORS U G,BERG J O,SANDBERG H. Microbiological investigation of saliva leakage between the rubber dam and tooth during endodontic treatment. J Endod,1986,12(9):396-399

38. 樊明文.牙体牙髓病学.第4版.北京:人民卫生出版社,2013

39. 杨艳君,林琪.橡皮障在复合树脂充填中应用的护理配合.福建医药杂志,2017,1(39):175-176

40. 李国梅.橡皮障在根管治疗中舒适度的研究.中国药物与临床,2017,7(17):1098-1099

41. 刘思毅,刘婧寅.使用橡皮障对牙体牙髓科患者舒适度的影响.牙体牙髓牙周病学杂志,2015,25(11):682-684

42. 林金伏,方加铄,吴慕廉.四手操作根管治疗中应用橡皮障的护理体会.广东牙病防治,2013,12(21):650-652

43. 宋金玲,王朝霞,王慧杰.关于橡皮障辅助口腔根管治疗临床分析.中国现代医生,2009,1(47):157

44. 钱海红.橡皮障在牙体治疗过程中降低诊室微生物污染效果的观察.中华护理杂志,2009,9(44):821-822

45. 应红.重视《橡皮障隔湿术》实验教学.医学理论与实践,2002,11(15):1360-1362

46. 吴利群.橡皮障在根管治疗中的应用.浙江医学,1999,6(21):376-377

致　谢

感谢空军军医大学口腔医院急诊与综合临床科全体人员在本书书稿撰写、照片拍摄、病例收集过程中给予的大力支持。感谢姬红芳技师、马梦园护士、常静护士在照片拍摄、病例收集过程中的大力协助。感谢李强医师、王博医师、邓云贞医师、杨曙英医师以及口腔修复科的周炜医师踊跃提交病例。特别感谢图谱病例中配合拍摄的各位患者，没有你们的奉献、帮助，这本图谱无法顺利完成，感谢！

48